Anselm von Gladiß

Magnetic Particle Imaging

Effiziente Kalibrierung der Bildgebungseinheiten

FSC
www.fsc.org
MIX
Papier aus verantwortungsvollen Quellen
Paper from responsible sources
FSC® C105338

Imprint of Infinite Science GmbH,
Technikzentrum | MFC 1
Maria-Goeppert-Straße 1
23562 Lübeck, Germany

Cover Design and Illustration: Uli Schmidts, metonym and Infinite Science Publishing
Editorial and Copy Editing: Infinite Science Publishing

Publisher: Infinite Science GmbH, Lübeck, www.infinite-science.de
Printed in Norderstedt, Germany

ISBN: 978-3-945954-66-9

Bibliografische Information der Deutschen Nationalbibliothek:
Die Deutsche Nationalbibliothek verzeichnet diese Publikation in der Deutschen Nationalbibliografie; detaillierte bibliografische Daten sind im Internet über http://dnb.d-nb.de abrufbar.

Autor

Dr.-Ing. Anselm von Gladiß
E-mail: gladiss@imt.uni-luebeck.de

Series Editor

Thorsten M. Buzug
Institute of Medical Engineering
University of Lübeck

Research Series of the Institute of Medical Engineering University of Lübeck

The book series includes reserach foci of the Institute of Medical Engineering of the University of Lübeck, which is working on physical sensing and imaging instrumentation as well as image computing and system modeling in medical and technical applications. In particular, the series covers the areas of medical and technical imaging using tomographic techniques. This includes the development of reconstruction algorithms, signal-processing methods, front-end electronics, and contrast agents.

Anselm von Gladiß

Magnetic Particle Imaging

Effiziente Kalibrierung der Bildgebungseinheiten

Research Series of the Institute of Medical Engineering University of Lübeck – Volume 11

Infinite Science Publishing

Danksagung

Ich danke meinem Doktorvater Herrn Prof. Dr. Thorsten Buzug für die Möglichkeit, meine Dissertation am Institut für Medizintechnik anzufertigen. Er hat meine akademische Entwicklung von Beginn an begleitet und mich stets gefördert. Sein sowohl fachlicher als auch privater Rat hat viel zu meiner eigenen Entwicklung beigetragen.

Ich danke dem Sekretariat sowie dem technischen und wissenschaftlichen Personal des Instituts für Medizintechnik. Der sehr nette persönliche und fachlich interdisziplinäre Austausch im Team ist ein wichtiges Merkmal des Institutes, das mir immer in Erinnerung bleiben wird.

Ksenija, Klaas und Matthias haben mich für die wissenschaftliche Arbeit begeistert und mir zusammen mit Dirk, André, Ankit und Xin gezeigt, wie kurzweilig, zielführend und humorvoll die technische Entwicklung neuer Instrumente sein kann. Dafür danke ich ihnen.

Maren, Mandy, Thomas und Alexander gebührt mein Dank dafür, dass sie mir wichtige Impulse zur Algorithmenentwicklung und zum Bedenken weiterer Aspekte meiner Arbeit gaben.

Franz danke ich dafür, dass er mir die Augen für die Bedeutung meiner Arbeit für die klinische Medizin geöffnet hat. Er ist mir ein wichtiger Ratgeber.

Ich danke dem Institut für Biomedizinische Bildgebung am Universitätsklinikum Hamburg-Eppendorf für die Aufnahme von Messdaten, die für meine Arbeit unverzichtbar waren.

Anna Bakenecker war und ist stets eine geduldige Zuhörerin, exzellente Reisegefährtin, sehr angenehme Schreibtischnachbarin und Freundin. Ich danke ihr für viele fachliche und private Gespräche, die mir häufig den richtigen Impuls gegeben haben.

Besonderer Dank gilt meinem Freund Matthias Gräser. Alle Aspekte meiner bisherigen Danksagung treffen ebenso auf ihn zu. Die Zusammenarbeit mit ihm war ein Katalysator für meine wissenschaftliche Entwicklung. Die vielen freundschaftlichen Gespräche mit ihm haben mich gestärkt und mir andere Perspektiven eröffnet.

Ich danke meiner Familie für ihre Unterstützung während der Promotion. Insbesondere danke ich meiner lieben Frau Miriam. Sie hat mich ermutigt, die Arbeit zu beginnen und mir stets den Rücken gestärkt. Ohne ihre Toleranz hätte ich die Arbeit in dieser Form nicht beenden können. Mit ihrer klinischen Perspektive war sie mir ein wichtiger Richtungsgeber. Ihr und meinen Töchtern danke ich für die Zeit, die sie mich zum Anfertigen dieser Arbeit entbehrt haben.

Kurzfassung

MPI (Magnet-Partikel-Bildgebung, *englisch: magnetic particle imaging*) ist eine medizinische Bildgebungsmodalität, die erst seit etwas mehr als zehn Jahren von mehreren internationalen Gruppen aktiv erforscht wird. MPI ist eine tracerbasierte Bildgebungstechnik, bei der die räumliche und zeitliche Verteilung superparamagnetischer Eisenoxid-Nanopartikel visualisiert werden. Dieser Tracer ist in der Medizin nicht unbekannt, sondern findet schon lange in der MRT als Kontrastmittel Anwendung. Bei MPI werden kleine Volumina mit sehr hoher Geschwindigkeit von magnetischen Feldsequenzen abgetastet, so dass das schlagende Herz einer Maus ohne Gatingtechniken abgebildet werden kann. Eine Ortsauflösung von wenigen Hundert Mikrometern konnte experimentell nachgewiesen werden. Die hohe Sensitivität von MPI ermöglicht es, kleinste Mengen an Eisen im Pikogrammbereich zu detektieren, womit schon kleine Ansammlungen von z. B. mit Tracern beladenen Stammzellen detektiert und visualisiert werden können. Jeder MPI-Tracer erzeugt ein charakteristisches Signal, so dass unterschiedliche Tracer gleichzeitig verwendet und trotzdem visuell voneinander getrennt werden können. Dies ermöglicht z. B. die gleichzeitige Visualisierung von beschichteten Operationsbestecken und Tracern im Blut oder Gewebe. MPI kann als einzige Bildgebungsmodalität Interventionen mit Echtzeitbildgebung ohne Strahlenbelastung begleiten.

Aus dem gemessenen Signal kann mit Hilfe einer Systemmatrix ein Bild rekonstruiert werden. Die Systemmatrix wird bei einer Kalibriermessung mit einer MPI-Bildgebungseinheit akquiriert. Diese Messung kann bis zu zwölf Tage dauern, da ein Roboter die Partikelprobe an alle Voxel (dreidimensionaler Bildpunkt, Kunstwort aus dem Englischen: *volume element*) im Messfeld fahren muss, was eine deutliche Verzögerung bedeutet. Die Systemmatrix kodiert die Feldsequenz der MPI-Bildgebungseinheit, die Partikelsorte und die Hardwareeigenschaften des MPI-Systems. Daraus ergibt sich die Notwendigkeit, für verschiedene Feldsequenzen, Partikelsorten oder Hardwarekomponenten neue Systemmatrizen zu messen. In dieser Arbeit wird der Mindestbedarf an Systemmatrizen für eine klinische MPI-Bildgebungseinheit auf 28 mit mindestens 57^3 Voxeln pro Systemmatrix geschätzt. Die Kalibrierzeit erhöht sich damit auf etwa elf Monate. In dieser Zeit steht die MPI-Bildgebungseinheit nicht für Messungen zur Verfügung. Nach Reparaturen oder Wartungsarbeiten kann die Notwendigkeit bestehen, das System neu zu kalibrieren.

Des Weiteren entsteht bei der Aufnahme einer Systemmatrix folgendes Problem: Eine große Partikelprobe erhöht das SNR (Signal-Rausch-Verhältnis, *englisch: signal-to-noise ratio*) der Systemmatrixmessung, was die Signalqualität im rekonstruierten Bild verbessern kann. Wiederum können mit einer großen Partikelprobe weniger Voxel im Messfeld kalibriert werden, was zu einer geringeren Ortsauflösung der Systemmatrix führt und auch die Ortsauflösung im rekonstruierten Bild limitiert.

Die vorliegende Arbeit löst diese beiden Grundprobleme der systemmatrixbasierten Rekonstruktion. Zunächst wird eine Software konzipiert, die unterschiedliche MPS (Magnet-Partikel-Spektrometer) und MPI-Systeme ansteuert und die Ergebnisse dieser Arbeit ermöglicht. In MPS-Systemen, die die gleiche multidimensionale magnetische Anregung wie eine MPI-Bildgebungseinheit ermöglichen, werden multidimensionale hybride Systemmatrizen gemessen. Dabei wird das Messfeld einer MPI-Bildgebungseinheit sequentiell durch magnetische Offsetfelder emuliert. Die Roboterbewegung entfällt bei der Messung einer hybriden Systemmatrix und verkürzt die Messzeit deutlich.

Darüber hinaus wird bei der Messung einer Systemmatrix die Abhängigkeit zwischen SNR und Voxelanzahl aufgelöst. Die ganze Messkammer des MPS repräsentiert unabhängig von der Partikelprobengröße ein infinitesimales Volumen im Messfeld der MPI-Bildgebungseinheit, was die Messung einer großen Partikelprobe mit einer hohen Voxelauflösung der hybriden Systemmatrix ermöglicht. Da ein MPS üblicherweise ein höheres SNR als eine MPI-Bildgebungseinheit aufweist, kann auf viele Signalmittelungen verzichtet werden, was die Messzeit für eine Systemmatrix weiter verkürzt. Insgesamt kann die Messzeit für Systemmatrizen um 96 % reduziert werden, sodass die oben erwähnten 28 Systemmatrizen für eine klinische MPI-Bildgebungseinheit nicht in elf Monaten, sondern in weniger als acht Tagen gemessen werden können.

Damit eine hybride Systemmatrix zur Bildrekonstruktion an einer MPI-Bildgebungseinheit genutzt werden kann, müssen weitere Korrekturschritte erfolgen. Da sich die Hardwarekomponenten der Empfangspfade einer MPI-Bildgebungseinheit und eines MPS unterscheiden, müssen deren Charakteristika aus den hybriden Systemmatrizen und Messdaten herausgerechnet werden. In der vorliegenden Arbeit wird gezeigt, dass Sensitivitätsprofile von Empfangsspulen in MPI-Bildgebungseinheiten auf hybride Systemmatrizen appliziert werden können. Des Weiteren werden die Transferfunktionen der Empfangspfade gemessen und die Messdaten eines MPS und einer MPI-Bildgebungseinheit auf eine gemeinsame Basis gebracht. Somit werden Messdaten zwischen verschiedenen MPS- und MPI-Systemen vollständig austauschbar und ermöglichen auch die Bildrekonstruktion mit hybriden Systemmatrizen.

Multidimensionale Messdaten aus einer MPI-Bildgebungseinheit werden dann mit multidimensionalen hybriden Systemmatrizen rekonstruiert. Beim Vergleich der Rekonstruktionsergebnisse zeigt sich, dass es keine Nachteile bei der Verwendung hybrider Systemmatrizen gibt. Im Gegenteil profitieren die rekonstruierten Bilder vom höheren SNR der hybriden Systemmatrix. Die sehr hohe Voxelauflösung in der hybriden Systemmatrix ermöglicht auch eine höhere Ortsauflösung in den rekonstruierten Bildern.

Hybride Phantome werden als wichtiges Werkzeug zur Erforschung von Schlüsselparametern bei MPI eingeführt. Am Computer simulierte Phantome werden in ein magnetisches Feld übersetzt und ähnlich wie eine hybride Systemmatrix im MPS gemessen. Die hohe Ortsdiskretisierung im MPS ermöglicht beliebige Designs von Phantomen. Durch die Applikation magnetischer Felder können auch dynamische Phantome emuliert werden, wodurch ein sehr umfangreicher Einsatz von hybriden Phantome möglich wird.

Mit Hilfe von hybriden Phantomen können Simulationsergebnisse messbasiert validiert werden. Dabei erlaubt es das hohe SNR im MPS, die bisher bekannten Auflösungsgrenzen in rekonstruierten Bildern zu verschieben und Forschungsthesen zu bestätigen, die bisher noch nicht in MPI-Bildgebungseinheiten validiert werden konnten. In dieser Arbeit wird eine prinzipielle Ortsauflösung von wenigen Hundert Mikrometern in rekonstruierten Bildern bestätigt sowie ein Beitrag zur Verbesserung von Rekonstruktionsalgorithmen und zur Auswahl von geeigneten Feldsequenzen geleistet.

Inhaltsverzeichnis

Abkürzungen

ADC	Analog-Digital-Wandler, *englisch: analog-digital-converter*
CT	Computertomographie
DAC	Digital-Analog-Wandler, *englisch: digital-analog-converter*
FFL	feldfreie Linie, *englisch: field free line*
FFP	feldfreier Punkt, *englisch: field free point*
FFR	feldfreie Region, *englisch: field free region*
FOV	Messfeld, *englisch: field of view*
FWHM	Halbwertsbreite, *englisch: full width at half maximum*
GUI	graphische Benutzeroberfläche, *englisch: graphical user interface*
IMT	Institut für Medizintechnik der Universität zu Lübeck
LNA	rauscharmer Verstärker, *englisch: low noise amplifier*
MDF	Magnetic Particle Imaging Data Format
MPI	Magnet-Partikel-Bildgebung, *englisch: magnetic particle imaging*

MPS	Magnet-Partikel-Spektrometer/Spektrometrie, *englisch: magnetic particle spectrometer/spectrometry*
MRT	Magnetresonanztomographie
OCT	Optische Kohärenztomographie, *englisch: optical coherence tomography*
PET	Positronen-Emissions-Tomographie
Pixel	Bildpunkt, Kunstwort aus dem Englischen: *picture element*
PNS	periphere Nervenstimulation, *englisch: peripheral nerve stimulation*
PSF	Punkt-Spreiz-Funktion, *englisch: point spread function*
ROI	Bereich von Interesse, *englisch: region of interest*
SNR	Signal-Rausch-Verhältnis, *englisch: signal-to-noise ratio*
SPECT	Einzelphotonen-Emissionscomputertomographie, *englisch: single photon emission computed tomography*
SPIONS	superparamagnetische Eisenoxidnanopartikel, *englisch: super-paramagnetic iron oxide nanoparticles*, auch Partikel oder Tracer
Voxel	dreidimensionaler Bildpunkt, Kunstwort aus dem Englischen: *volume element*

1 Einleitung

1.1 Einordnung

Der Blick in den menschlichen Körper ist seit langer Zeit von großem Interesse, da nur so elementare Fragen zur Anatomie und Funktionsweise menschlichen Lebens beantwortet werden können. In vergangenen Zeiten konnte dieses Ziel nur durch optische Exploration der frei zugänglichen Körperhöhlen oder durch Öffnung eines lebenden oder toten Körpers erfolgen.

Die medizinische Bildgebung revolutionierte diese Methodik und eröffnete die Möglichkeit, nicht- oder minimal-invasiv Bilder vom lebenden Menschen zu erzeugen. Als erste medizinische Bildgebungstechnik gilt die Röntgendiagnostik, die seit Ende des 19. Jahrhunderts bis heute genutzt wird und Projektionsbilder erzeugt [66]. Eine Weiterentwicklung der Röntgendiagnostik ist die CT (Computertomographie) [15], bei der Schichtbilder visualisiert werden. Beide Verfahren basieren auf der Messung der Röntgenstrahlenabschwächung beim Körperdurchgang. Morphologische Informationen, insbesondere Knochenstrukturen, können in wenigen Sekunden bei einer Ortsauflösung im Submillimeterbereich gewonnen werden. In Kombination mit Kontrastmitteln wird CT auch zur Angiographie eingesetzt. Die CT ist insbesondere ein vielfach verwendetes Instrument im Schockraum sowie bei Interventionen und bei Verlaufskontrollen in der Tumordiagnostik, dem Staging und der Nachsorge. Ein großer Nachteil der CT und Röntgendiagnostik ist die Verwendung ionisierender Strahlung und nephrotoxischer Iod-haltiger Kontrastmittel mit anaphylaktischem Potenzial. Um das Risiko für Patient und Personal zu minimieren, ist die Indikation stets zu überprüfen, die Dosis gering zu halten und das Umfeld des Messfeldes gut zu schirmen. Da die Röntgenstrahlen mit größerem Körperumfang des Patienten stärker abgeschwächt werden, muss für eine gleiche Sensitivität der Diagnostik die Strahlendosis erhöht werden. Die Sensitivität der Bildgebung mit Röntgenstrahlung ist also nicht tiefenunabhängig.

Die MRT (Magnetresonanztomographie) [55] wurde in der zweiten Hälfte des 20. Jahrhunderts entwickelt und zunächst als großer Konkurrent und späterer Ersatz der CT angekündigt. Tatsächlich koexistieren MRT und CT und decken unterschiedliche Anwendungsspektren ab. Bei der MRT wird keine ionisierende Strahlung verwendet, sondern statische Magnetfelder und Radiowellen.

Über gemessene Relaxationszeiten von Protonenspins im statischen Magnetfeld werden zwei- und dreidimensionale Bilder rekonstruiert, die morphologische Informationen enthalten. MRT weist einen hohen Weichteilkontrast auf und wird daher komplementär zur CT angewendet. Zusätzlich können mit der MRT funktionelle Informationen über z. B. die Oxygenierung von Hirnarealen, die Perfusion von Geweben und Organen und die Herzdynamik gewonnen werden. Die mit MRT erzeugten Bilder weisen eine Ortsauflösung von bis zu einem Millimeter auf. Da die Signalakquise verhältnismäßig lang dauert, müssen Bewegungsartefakte, die durch den Herzschlag oder die Atmung des Patienten entstehen, durch Triggertechniken ausgeglichen werden. Die aufgenommenen Signale haben willkürliche Werte und sind daher nicht quantifizierbar. Aufgrund der starken Magnetfelder sind magnetische Materialien zum Schutz von Patient und Personal nicht für den Einsatz in einem MRT geeignet, was die Nutzung bei einer Intervention erschwert. Schrauben von erfolgten Operationen, aber auch Implantate können starke Metallartefakte in den rekonstruierten Bildern erzeugen. Das schnelle Umschalten der Magnetfelder verursacht eine Lärmbelästigung des Patienten. Der Schirmungsaufwand und die aufwendige Kühltechnik für das permanent erzeugte Magnetfeld machen MRT zudem zu einer teuren Bildgebungsmodalität.

Die Sonographie [20] wurde nach zunächst militärischer Nutzung in der ersten Hälfte des 20. Jahrhunderts für medizinische Diagnostik nutzbar gemacht. Mit der Sonographie entstehen in Echtzeit multidimensionale Bilder auf Basis von reflektierten Schallwellen und der Messung von Laufzeitunterschieden der Schallwellen. Die Sonographie ist ein Grundpfeiler der radiologischen Stufendiagnostik. Sie hat ein breites Applikationsspektrum insbesondere in der Erstbeurteilung und bei speziellen Fragestellungen wie der Schilddrüsendiagnostik und Gefäßdarstellung. Da die Schallwellen bei kleinen Amplituden unschädlich sind, wird die Sonographie auch in der Schwangerschaftsvorsorge angewendet. Durch Nutzung des Doppler-Effektes kann die Sonographie auch zur funktionellen Bildgebung genutzt und arterieller und venöser Blutfluss dargestellt werden. Die Eindringtiefe der Schallwellen in den menschlichen Körper ist jedoch begrenzt, was die Möglichkeiten der Sonographie beschneidet. Des Weiteren sinkt die Ortsauflösung der Bilder mit steigender Eindringtiefe. Die Sonographie liefert keine quantifizierbaren Ergebnisse und weist eine hohe

Untersucherabhängigkeit auf.

Ein neueres Verfahren ist die OCT (Optische Kohärenztomographie, *englisch: optical coherence tomography*) [56]. Sie funktioniert ähnlich wie die Sonographie, nutzt jedoch Licht anstatt Schallwellen und wird vornehmlich in der Augenheilkunde angewandt. Sie weist eine hohe Ortsauflösung im Mikrometerbereich auf, kann aber aufgrund der begrenzten Eindringtiefe des Lichtes von wenigen Millimetern keine tiefliegenden Strukturen abbilden.

Neben diesen Verfahren, die vornehmlich morphologische Informationen liefern und die teilweise auch für funktionelle Bildgebung genutzt werden können, gibt es auch rein funktionelle, tracerbasierte Bildgebungsmodalitäten. Bei einer tracerbasierten Technik entsteht das Messsignal nicht durch das Gewebe, sondern nur durch den Tracer selbst. PET (Positronen-Emissions-Tomographie) [12] ist ein tracerbasiertes Bildgebungsverfahren, das in der Nuklearmedizin Anwendung findet. Über die Bindung des Tracers an Kohlenstoff reichert sich dieser in Tumoren an. Durch den β^+-Zerfall des Tracers, einem Radionuklid, entstehen Photonen, die detektiert werden und so Aufschluss über den Ort des Tumors geben. Prinzipiell weist PET eine tiefenunabhängige Sensitivität auf und liefert quantifizierbare Ergebnisse. Jedoch beträgt die erreichte Ortsauflösung nur einige Millimeter bei einer relativ langen Untersuchungszeit. Durch die Verwendung von Radionukliden sind Patient und Personal bei jeder Diagnostik einer Strahlendosis ausgesetzt. Um die fehlenden morphologischen Informationen zu gewinnen, werden Hybridsysteme in Kombination mit CT und MRT entwickelt.

Ein anderes funktionelles, tracerbasiertes Verfahren ist SPECT (Einzelphotonen-Emissionscomputertomographie, *englisch: single photon emission computed tomography*) [15]. Hier emittiert das Radionuklid γ-Strahlung. Die Anwendungsspektren von SPECT und PET haben eine hohe Schnittmenge, jedoch weist SPECT aufgrund des nötigen Einsatzes von Kollimatoren keine so hohe Sensitivität wie PET auf.

Zu Beginn dieses Jahrtausends wurde eine neue medizinische Bildgebungstechnik entwickelt, die MPI (Magnet-Partikel-Bildgebung, *englisch: magnetic particle imaging*). Bei MPI wird die räumliche Verteilung von SPIONS (superparamagnetische Eisenoxidnanopartikel, *englisch: super-paramagnetic iron oxide nanoparticles*, auch Partikel oder Tracer) rekonstruiert, damit ist MPI ein tracerbasiertes Verfahren wie PET oder SPECT. Kurz nach der Erstveröffentlichung 2005 [24] wurde 2009 das schlagende Herz einer Maus (240 Schläge pro Minute) *in vivo* ohne Gatingtechniken visualisiert [87]. Die einzelnen Herzkammern und die großen thorakalen Gefäße konnten erfolgreich dargestellt werden. Bei MPI werden Volumina aktuell 46 Mal pro Sekunde abgetastet [Man.3]. MPI ist ein Echtzeit-4D-Bildgebungsverfahren, bei dem Signalgenerierung und -detektion simultan erfolgen. Eine Ortsauflösung von MPI im Submillimeterbereich wird erwartet [46] und konnte experimentell auch bestätigt werden [E3]. 2017 konnte eine Tracerverteilung mit nur 5 ng Eisengehalt visualisiert werden [E24]. Gleichzeitig wurde eine Detektionsgrenze von unter 200 pg Eisen gezeigt [E24]. Diese Sensitivität ist prinzipiell unabhängig von der Eindringtiefe des Tracers. Da die Signalgenerierung und Bildrekonstruktion linearen Charakter aufweisen, sind die Messergebnisse bei MPI quantifizierbar. MPI bietet ein einzigartiges Zusammenspiel von räumlicher und zeitlicher Auflösung, Sensitivität und Quantifizierbarkeit. Sie ist die einzige Bildgebungsmodalität, die in einer Intervention Echtzeitbildgebung ohne Strahlenbelastung ermöglicht. Daher hat MPI ein hohes Potenzial, sich zu einem bedeutenden Instrument in der medizinischen Diagnostik zu entwickeln.

Bei MPI werden die physikalischen Wechselwirkungen zwischen magnetischen Wechselfeldern und SPIONS, dem Tracer, in einem neuen Konzept genutzt. Es wird keine ionisierende Strahlung verwendet. Da nur der Tracer visualisiert wird und keine morphologischen Informationen gewonnen werden, ist MPI ein funktionelles Verfahren. Um die fehlende Morphologie zu bekommen, werden schon jetzt Hybridsysteme in Kombination mit MRT [21, 80], Ultraschall [53] und CT [81] entwickelt.

Die möglichen medizinischen Applikationen von MPI sind mannigfaltig: In der Tumordiagnostik kann der im Tumor angereicherte Tracer mit MPI visualisiert werden [78]. Zur Lokalisation des Wächterlymphknotens beim Mammakarzinom kann diese Technik ebenfalls angewendet werden [E25]. Aufgrund der im Vergleich zur MRT geringen notwendigen Schirmung kann MPI direkt am Patientenbett z. B. zur Kontrolle von Schlaganfallpatienten verwendet werden [31]. Mit dem Tracer beschichtete Instrumente können in Interventionen visualisiert werden [38]. Multicolor-MPI (MPI-Bildgebung mit verschiedenen separierbaren Partikeln, auch Multiparameter-MPI) erlaubt die farbliche

Kodierung unterschiedlicher Tracer [63], von Temperaturunterschieden oder Matrixeinbettungen [58, 73]. Das Lumen eines Stents kann mit MPI artefaktfrei visualisiert und quantifiziert werden [E31, E6]. Im Bereich der Theranostik kann MPI verwendet werden, um Hyperthermie mit Partikeln zu visualisieren [59]. Sogar im Bereich der Stammzellforschung findet MPI Anwendung [14]. Mit der in [E24] erreichten Sensitivität können nur 250 mit Partikeln beladene Stammzellen visualisiert werden.

MPI ist eine vergleichsweise junge medizinische Bildgebungsmodalität mit einem breiten potenziellen Anwendungsspektrum. Bis zur klinischen Anwendung müssen noch einige Entwicklungshürden genommen werden, die sowohl die Zulassung von Tracer und MPI-Systemen sowie die effiziente Nutzung von MPI betreffen. In der vorliegenden Arbeit werden zwei Themen zur Verbesserung der Nutzung von MPI behandelt: Um das Empfangssignal in ein Bild rekonstruieren zu können, werden der Tracer und die magnetische Feldsequenz der MPI-Bildgebungseinheit an jedem Voxel im Messfeld kalibriert. Diese Kalibrierung ist langwierig und das MPI-System steht in der Zeit nicht für Patientenmessungen zur Verfügung. Hier wird untersucht, ob der Tracer auch in einem dedizierten System, einem multidimensionalen MPS (Magnet-Partikel-Spektrometer/Spektrometrie, *englisch: magnetic particle spectrometer/spectrometry*) [E23, 35], kalibriert und ob gleichzeitig die Ortsauflösung und Signalqualität verbessert sowie die Kalibrierzeit reduziert werden kann. Im Rahmen dessen wird untersucht, wie die Kalibrierung in einem dedizierten Gerät für eine MPI-Bildgebungseinheit nutzbar gemacht werden kann.

Des Weiteren wird untersucht, ob Schlüsselparameter von MPI ausschließlich mit einem multidimensionalen MPS statt einer Bildgebungseinheit erforscht werden können. Dies würde leichtere und besser kontrollierbare Versuchsaufbauten bedeuten und die Effizienz in der Entwicklung von MPI steigern.

1.2 Publikationen

Im Rahmen dieser Arbeit sind mehrere Beiträge entstanden, die nach einer wissenschaftlichen Begutachtung in Fachzeitschriften [E1–E6] und bei Konferenzen [E7–E16] veröffentlicht wurden. Neben diesen Erstautorschaften sind mehrere Beiträge unter Mitwirkung des Autors in begutachteten Fachzeitschriften [E17–E31] und als Konferenzbeiträge [E32–E59, E61–E72] erschienen. Des Weiteren ist eine Patentschrift unter Mitwirkung des Autors angemeldet [E73].

Im Fokus der Publikationen steht die effiziente Kalibrierung von MPI-Bildgebungseinheiten, womit insbesondere die Aufnahme von hybriden Systemmatrizen zur Bildrekonstruktion gemeint ist. Multidimensionale hybride Systemmatrizen wurden erstmals in [E2, E5, E53] beschrieben. Eine Tracerprobe wird in einem MPS mit der gleichen Feldsequenz wie in einer MPI-Bildgebungseinheit angeregt und einzelne Punkte des Gradientenfeldes des MPI-Systems durch magnetische Offsetfelder emuliert. Erstmals wurden zwei- und dreidimensionale Messdaten aus einer MPI-Bildgebungseinheit mit einer hybriden Systemmatrix erfolgreich rekonstruiert. Des Weiteren wurde in [E8] erstmals gezeigt, dass eindimensionale Projektionsmessungen aus einem FFL-MPI-System mit einer hybriden Systemmatrix rekonstruiert werden können.

Bei der Verwendung hybrider Systemmatrizen zur Bildrekonstruktion können neu entwickelte Techniken verwendet werden, um Bildartefakte zu minimieren: Um ein zeitlich veränderliches Hintergrundsignal in einer MPI-Bildgebungseinheit in der Bildrekonstruktion berücksichtigen zu können, wurde die Hintergrunderweiterung der Systemmatrix in [E5] vorgestellt. In [E2] wurden Messdaten aus verschiedenen Systemen um die gemessene Transferfunktion der jeweiligen Empfangspfade korrigiert und so vergleichbar gemacht. Diese Technik ist essentiell, um Systemmatrizen zwischen MPS und MPI-Bildgebungseinheiten austauschen zu können. Darüber hinaus wurde in [E2] gezeigt, dass eine inhomogene Empfangsspulensensitivität modelliert und bei der Rekonstruktion mit einer hybriden Sytemmatrix berücksichtigt werden kann.

Ein multidimensionales MPS kann nicht nur zur Messung hybrider Systemmatrizen, sondern auch zur Generierung und Messung hybrider Phantome verwendet werden. In [E3] wurden erstmals statische und dynamische hybride Phantome emuliert. An den hybriden Messdaten konnten Experimente zur

Evaluation von Feldsequenzen und zur räumlichen und zeitlichen Auflösungsgrenze durchgeführt werden.

1.3 Gliederung

Die vorliegende Arbeit gliedert sich in sieben Kapitel. Nach der Einleitung werden in Kapitel 2 die Grundlagen von MPI erläutert. Dabei wird die Entstehung des Partikel- und Empfangssignals sowie dessen Rekonstruktion in eine räumliche Partikelverteilung erklärt. Des Weiteren werden die Herausforderungen der Kalibrierung von klinischen MPI-Bildgebungseinheiten beleuchtet. Ein Großteil der in dieser Arbeit verwendeten Daten wurde an selbst entwickelten MPS- bzw. MPI-Systemen gemessen. Die verschiedenen Systeme wurden charakterisiert und eine gemeinsame Basis hinsichtlich ihrer Hardwarekomponenten und Steuerung durch Software herausgearbeitet. Es wurde eine gemeinsame Software entwickelt, die in Kapitel 3 vorgestellt wird.
Der vielleicht wichtigste Schritt zur effizienten Kalibrierung von MPI-Bildgebungseinheiten ist die Verwendung hybrider Systemmatrizen. In Kapitel 4 wird die Aufnahme von hybriden Systemmatrizen beschrieben. Multidimensionale Messdaten aus einer MPI-Bildgebungseinheit werden mit hybriden Systemmatrizen erfolgreich rekonstruiert. Es wird gezeigt, dass eindimensionale Projektionsmessungen aus einem FFL-MPI-System mit hybriden Systemmatrizen rekonstruiert werden können.
Im Fokus von Kapitel 5 steht die Wiederverwendbarkeit von Systemmatrizen. Üblicherweise werden gemessene Systemmatrizen nur in der MPI-Bildgebungseinheit genutzt, in der sie aufgenommen wurden. Es wird gezeigt, dass Daten aus MPS- und MPI-Systemen auf eine gemeinsame Basis gebracht und zwischen den Systemen ausgetauscht werden können. Sowohl die Transferfunktion des jeweiligen Empfangspfades als auch die ortsabhängige Sensitivität einer Empfangsspule können korrigiert werden. Zudem wird gezeigt, dass sich Systemmatrizen von Partikelmischungen aus den Einzelmessungen der Partikelsorten berechnen lassen.
Ein wichtiges Werkzeug zur messbasierten Erforschung von Feldsequenzen, Rekonstruktionsstrategien und Partikelsorten wird in Kapitel 6 vorgestellt. Hybride Phantome werden ähnlich hybriden Systemmatrizen in einem MPS

emuliert. Mit ihnen können Simulationsergebnisse validiert werden, die in MPI-Bildgebungseinheiten bisher nicht nachgewiesen werden konnten. Unterschiede zwischen Messungen und Simulationen können sowohl auf das geringere SNR (Signal-Rausch-Verhältnis, *englisch: signal-to-noise ratio*) der Messung als auch auf unpräzise Simulationsmodelle zurückgeführt werden. Durch die Nutzung eines MPS lassen sich diese Ursachen trennen und besser verstehen.

In Kapitel 7 wird die vorliegende Arbeit zusammengefasst und in die aktuelle Entwicklung von MPI einsortiert. Ein Ausblick auf die mögliche weitere Entwicklung von MPI unter Berücksichtigung dieses Beitrages beendet die Arbeit.

2
Grundlagen

Dieses Kapitel beschäftigt sich mit den Grundlagen zum Verständnis der vorliegenden Arbeit. Zunächst werden die Grundlagen von MPI präsentiert, die zur Erzeugung eines Messsignals und zur räumlichen Kodierung des Signals erforderlich sind. Es werden Feldsequenzen für das Abtasten eines Messfeldes vorgestellt. Anschließend wird der Rekonstruktionsschritt vom gemessenen Signal zum Bild dargestellt.
Der Weg vom gemessenen Signal zum Bild kann eine Kalibrierung der Bildgebungseinheit erfordern. Dabei werden sowohl die Bildgebungseinheit selbst, als auch der für die Bildgebung verwendete Tracer vermessen. Im letzten Unterkapitel werden die aktuellen Probleme bei einer solchen Kalibrierung aufgezeigt und die Motivation zur Erstellung der vorliegenden Arbeit aufgezeigt.

2.1 Magnetic Particle Imaging

MPI ist ein Bildgebungsverfahren, bei dem typischerweise die räumliche Verteilung von SPIONS in einem FOV (Messfeld, *englisch: field of view*) gemessen und visualisiert wird. Man geht davon aus, dass das gemessene Signal nur durch die Partikel im Messfeld entsteht. Andere Substanzen im Messfeld wie z. B. Gewebe haben idealerweise keinen Einfluss auf das gemessene Signal. Damit gehört MPI zu den tracerbasierten Bildgebungsverfahren wie z. B. PET oder SPECT.
Das Grundprinzip bei MPI ist die Überlagerung von homogenen Magnetwechselfeldern und inhomogenen statischen Magnetfeldern. Die Wechselfelder regen Partikel im FOV an und produzieren ein zeitlich verändertes Partikelsignal, die inhomogenen Felder kodieren den Ort der Partikelsignaländerung, die im Empfangssignal gemessen wird.

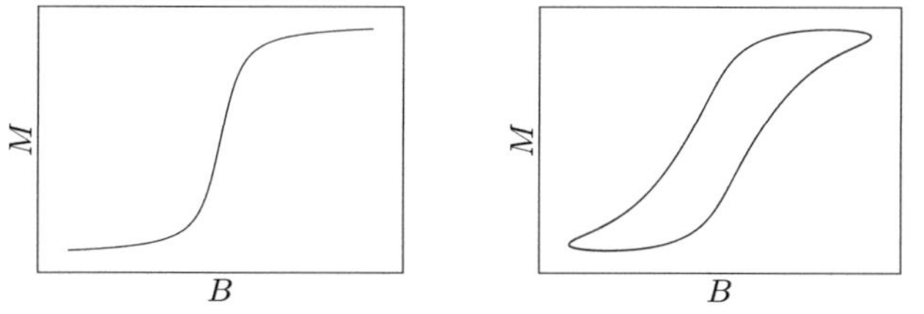

Abbildung 2.1: Simulierte und gemessene Magnetisierungskurve einer Partikelprobe. Im vereinfachten Modell entspricht die Magnetisierungskurve einer Partikelprobe der Langevin-Funktion (links). Dabei werden wichtige Parameter wie z. B. die Hysterese der Partikelprobe nicht berücksichtigt. Die Messung einer Magnetisierungskurve (rechts) macht diesen Unterschied deutlich.

2.1.1 Signalgenerierung

Die Partikel im Messfeld bestehen typischerweise aus einem magnetischen Kern sowie einer nicht-magnetischen Hülle. Der Kern wird vereinfacht als Kugel mit einem Durchmesser im Nanometerbereich angenommen. Aufgrund dieser geringen Größe wird nur eine magnetische Domäne ausgebildet und das einzelne Partikel verhält sich wie ein Superparamagnet. Das Partikel lässt sich durch ein externes Magnetfeld entlang seiner individuellen Magnetisierungskurve bis in die magnetische Sättigung treiben. Nach dem Abschalten des externen Magnetfeldes entmagnetisiert sich das Partikel.
Die Magnetisierungskurve eines Partikels kann durch die Langevin-Funktion modelliert werden (siehe Abbildung 2.1) [24]

$$\mathcal{L}(\xi) = \coth(\xi) - \frac{1}{\xi}, \; \xi = \frac{\mathrm{M_S}|\mathbf{H}|}{k_\mathrm{B}T} \tag{2.1}$$

mit der Sättigungsmagnetisierung der Partikel $\mathrm{M_S}$, dem wirkenden magnetischen Feld $\mathbf{H}$, der Boltzmann-Konstante k_B und der Temperatur T. In diesem vereinfachten Modell werden Partikeldynamiken wie z. B. die Hysterese vernachlässigt, was insbesondere bei multidimensionalen Feldsequenzen zu unpräzisen Ergebnissen führt [19, 24, 28]. Die Messung einer Magnetisierungskurve von Resovist (Bayer-Schering) ist als Vergleich in Abbildung 2.1 gezeigt. Ein Wechselstrom, der durch eine Spule fließt, erzeugt das Wechselfeld $\mathbf{H}(t)$, dem die Partikelmagnetisierung folgt. Das Biot-Savart-Gesetz wird aus den Maxwell-Gleichungen abgeleitet und beschreibt den Zusammenhang zwischen der magnetischen Flussdichte $\mathbf{B}$ am Ort $\mathbf{r}$ und der elektrischen Flussdichte $\mathbf{J}$

am Ort $\mathbf{r}'$

$$\mathbf{B}(\mathbf{r}) = \frac{\mu_0}{4\pi} \int\limits_V \mathbf{J}(\mathbf{r}') \times \frac{\mathbf{r} - \mathbf{r}'}{|\mathbf{r} - \mathbf{r}'|^3} \mathrm{d}^3\mathbf{r} \tag{2.2}$$

mit der magnetischen Feldkonstante μ_0 und dem Volumen V. Der Zusammenhang zwischen magnetischer Flussdichte $\mathbf{B}$ und magnetischem Feld $\mathbf{H}$ ist durch die magnetische Permeabilität μ gegeben

$$\mathbf{B} = \mu \cdot \mathbf{H}\,. \tag{2.3}$$

Bei MPI wird ein sinusförmiges magnetisches Wechselfeld mit einer Frequenz f_i, einer Amplitude A_i und einer Phase ϕ_i für die Raumrichtung $i \in \{x,y,z\}$ erzeugt, das die Partikel im Messfeld anregt.

$$\mathbf{H}_{\mathrm{exc}_i}(t) = A_i \sin\left(2\pi f_i t + \phi_i\right) \cdot \mathbf{e}_i \tag{2.4}$$

mit dem Einheitsvektor $\mathbf{e}_i$ beschreibt das Anregungsfeld *(englisch: excitation field)* für eine Raumrichtung i. Bei einem Wechselfeld geringer Amplitude ändert sich die Partikelmagnetisierung annähernd linear, ein Wechselfeld großer Amplitude treibt das Partikel in die magnetische Sättigung [E24].

Die Änderung der Partikelmagnetisierung $\dot{\mathbf{M}} = \frac{\partial}{\partial t}\mathbf{M}$ im Messfeld induziert eine Spannung $u(t)$ in einer Spule

$$u(t) = -\mu_0 \int \frac{\partial}{\partial t} \mathbf{M}(\mathbf{r},t) \cdot \mathbf{p}(\mathbf{r}) \mathrm{d}^3\mathbf{r}\,. \tag{2.5}$$

Dabei bezeichnet $\mathbf{p}(\mathbf{r})$ die Spulensensitivität.

Neben der Magnetisierungsänderung, dem Partikelsignal, wird auch eine Spannung durch das Anregungsfeld $\mathbf{H}_{\mathrm{exc}}(t)$ induziert. Im Fall einer linearen Magnetisierungskurve der Partikel sind die induzierten Spannungsignale gleichfrequent (siehe Abbildung 2.2). Die Signaltrennung zwischen Anregungsfeld und Partikelmagnetisierung in einer Messspule ist anspruchsvoll, aber nicht unmöglich [7, 35].

Anders verhält es sich bei einer nichtlinearen Magnetisierungskurve des Partikels: Hier ist der zeitliche Verlauf der Partikelmagnetisierung nicht rein sinusförmig wie das Anregungsfeld, sondern überlagert durch Oberwellen der

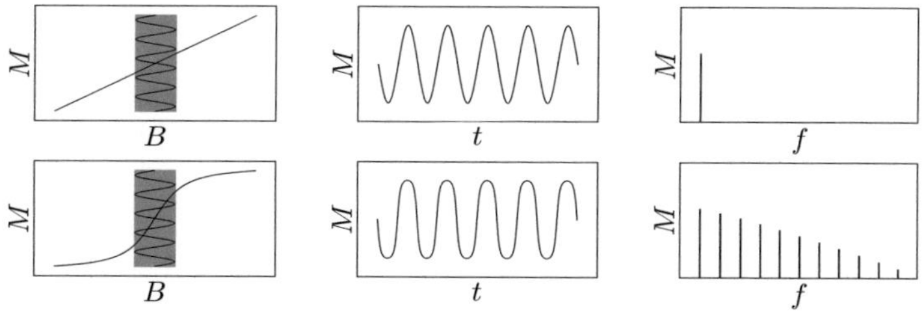

Abbildung 2.2: Partikelsignal für eine lineare (oben) und eine nicht-lineare (unten) Magnetisierungskurve. Die Partikel werden entlang ihrer Magnetisierungskurven mit einem sinusoidalen magnetischen Wechselfeld (dunkelgrau hinterlegt) angeregt (links). Die Magnetisierungsänderung entlang der linearen Magnetisierungskurve resultiert in einem sinusoidalen Messsignal (Mitte oben). Im Frequenzraum wird die Magnetisierungsänderung durch nur eine Komponente repräsentiert (rechts oben) und überlagert die dominierende Grundwelle des gleichfrequenten Anregungsfeldes. Im Falle der nicht-linearen Magnetisierungskurve ist das Messsignal nicht sinusoidal (Mitte unten). Im Spektrum zeigen sich zusätzlich zur Grundwelle höhere Harmonische (rechts unten). Da das Signal des Anregungsfeldes die Grundwelle dominiert, wird bei MPI für die systemmatrixbasierte Rekonstruktion nur das Signal der höheren Harmonischen verwendet.

Anregungsfrequenz f_i, sogenannte Harmonische. Diese harmonische Verzerrung kann im Spektralbereich visualisiert werden und ist ein Abbild der individuellen Magnetisierungskurve des Partikeltyps (siehe Abbildung 2.2).

2.1.2 Signalkodierung

Durch die Anregung von Partikeln mit einem Wechselfeld $\mathbf{H}_{\text{exc}}(t)$ kann eine Partikelantwort generiert werden, die eine Spannung $u(t)$ in einer Spule induziert (siehe (2.5)). Wenn dem Wechselfeld ein magnetisches Offsetfeld $\mathbf{H}_0$ überlagert wird, dann ändert sich die Magnetisierung des Partikels (siehe Abbildung 2.3). Magnetisch gesättigte Partikel werden nicht angeregt bzw. ändern ihre Magnetisierung kaum und tragen nicht zum Partikelsignal bei.

Dieser Umstand wird für die Ortskodierung bei MPI genutzt. Ein homogenes Wechselfeld wirkt im gesamten Messfeld und regt somit alle dort vorhandenen Partikel gleichzeitig an. Eine Unterscheidung der Partikelpositionen ist damit nicht möglich. Dem homogenen Anregungsfeld $\mathbf{H}_{\text{exc}}(t)$ wird ein statisches Selektionsfeld *(englisch: selection field)* $\mathbf{H}_{\text{S}}(\mathbf{r})$ überlagert, welches die Partikel im Messfeld magnetisch sättigen kann. Beispiele für Selektionsfelder $\mathbf{H}_{\text{S}}(\mathbf{r})$

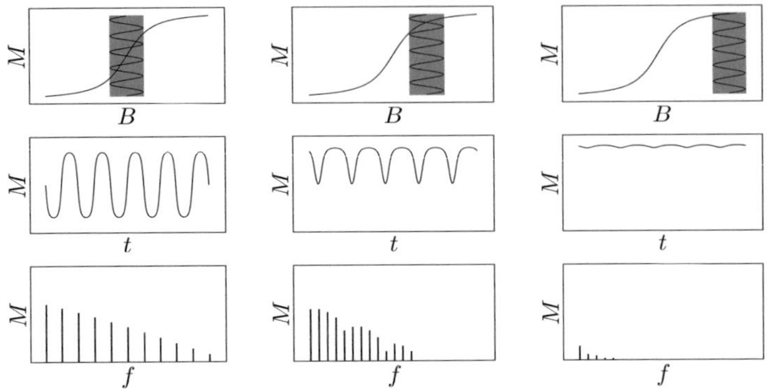

Abbildung 2.3: Partikelsignal bei Anregung mit einem sinusoidalen magnetischen Wechselfeld unter Einwirkung von magnetischen Offsetfeldern. Als Referenz ist die Anregung und das Partikelsignal im Zeit- und Frequenzraum ohne Offsetfeld gezeigt (links). Gerade Harmonische der Grundwelle sind hier im Spektrum nicht vorhanden. Das Anregungsfeld (dunkelgrau hinterlegt) oszilliert um den Nullpunkt der Magnetisierungskurve. Unter Einwirkung eines Offsetfeldes verändert sich das Partikelsignal (Mitte). Die geraden Harmonischen der Grundwelle im Spektrum sind deutlich identifizierbar (Mitte unten). Bei einem hinreichend starken Offsetfeld oszilliert das Anregungsfeld innerhalb der Sättigungsmagnetisierung des Partikels (rechts) und bewirkt keine relevante Magnetisierungsänderung. Sowohl im Zeitsignal als auch im Spektrum ist kein Partikelsignal identifizierbar (rechts Mitte und unten).

sind

$$\mathbf{H}_{\mathrm{S}}^{\mathrm{FFP}}(\mathbf{r}) = \mathbf{G}^{\mathrm{FFP}} \cdot \mathbf{r} = G \cdot \begin{bmatrix} -0.5 & 0 & 0 \\ 0 & -0.5 & 0 \\ 0 & 0 & 1 \end{bmatrix} \cdot \begin{bmatrix} \mathrm{r}_x \\ \mathrm{r}_y \\ \mathrm{r}_z \end{bmatrix} \tag{2.6}$$

mit der Ausbildung eines feldfreien Punktes (FFP) und

$$\mathbf{H}^{\mathrm{FFL}_x}(\mathbf{r}) = \mathbf{G}^{\mathrm{FFL}_x} \cdot \mathbf{r} = G \cdot \begin{pmatrix} 0 & 0 & 0 \\ 0 & 1 & 0 \\ 0 & 0 & 1 \end{pmatrix} \cdot \begin{bmatrix} \mathrm{r}_x \\ \mathrm{r}_y \\ \mathrm{r}_z \end{bmatrix} \tag{2.7}$$

mit der Ausbildung einer feldfreien Linie (FFL) in x-Richtung. G bezeichnet die Gradientenstärke.

Bei MPI weist ein Selektionsfeld einen Bereich mit niedrigen magnetischen Feldstärken auf, den Niedrigfeldbereich. In diesem Bereich befindet sich ein

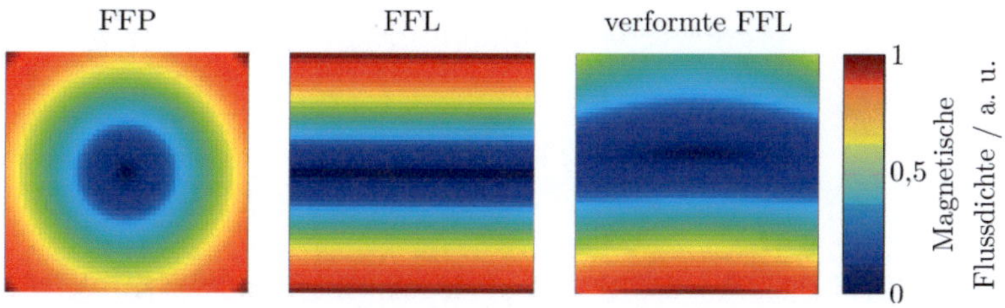

Abbildung 2.4: Gradientenfelder bei MPI. Bei MPI werden Gradientenfelder verwendet, um das Partikelsignal örtlich zu kodieren. Dazu werden feldfreie Punkte (FFP, links) oder Linien (FFL, mittig) verwendet. Wenn es zu Feldinhomogenitäten kommt, kann eine FFL auch verformt sein (rechts).

Bereich verschwindender Feldstärke, die FFR (feldfreie Region, *englisch: field free region*). Die Ausprägung der FFR erfolgt über einen FFP (feldfreier Punkt, *englisch: field free point*) oder eine FFL (feldfreie Linie, *englisch: field free line*) (siehe Abbildung 2.4). Je nach Magnetfeldgeometrie, insbesondere je nach Magnetfeldinhomogenitäten, kann sich eine FFL auch krümmen [13].

Bei hinreichender Gradientenstärke G ist ein Partikelensemble außerhalb der FFR einem so starken statischen Magnetfeld ausgesetzt, dass es magnetisch sättigt. Durch das Anregungsfeld kommt es dann nur noch zu einer langsam rotierenden Magnetisierung, deren Signalinduktion einen geringfügigen Einfluss auf die Bildgebung hat.

2.1.3 Feldsequenzen

Wenn das homogene Anregungsfeld $\mathbf{H}_{\mathrm{exc}}(t)$ das statische Selektionsfeld $\mathbf{H}_{\mathrm{S}}(\mathbf{r})$ überlagert, dann verschiebt sich die FFR mit der Zeit t über den Ort $\mathbf{r}$

$$\mathbf{H}(\mathbf{r}_{\mathrm{FFR}},t) = 0 = \mathbf{H}_{\mathrm{S}}(\mathbf{r}) + \mathbf{H}_{\mathrm{exc}}(t)\,, \tag{2.8}$$

wodurch die Ortsposition eines Partikels im Empfangssignal $u(t)$ kodiert ist. Je nach Position der FFR $\mathbf{r}_{\mathrm{FFR}}$ ist die Magnetisierungsänderung der Partikel im Messfeld und damit das Empfangssignal $u(t)$ verschieden.

Das Anregungsfeld verschiebt die FFR periodisch über das Messfeld und definiert zusammen mit dem Selektionsfeld das Anregungs-FOV. Bei einem linearen Gradienten wie in (2.6) und (2.7) ist der Zusammenhang zwischen

Ortsposition d_i und magnetischem Offsetfeld $\mathbf{H}_{0_i}$ durch

$$d_i = \frac{\mathbf{H}_{0_i}}{G_i} \tag{2.9}$$

mit der Gradientenstärke G_i gegeben. Die Größe des Anregungs-FOVs l_i in der Richtung i kann aus der Signalamplitude des Anregungsfeldes und der Gradientenstärke

$$l_i = 2 \cdot \frac{A_{\mathrm{H}_i}}{G_i} \tag{2.10}$$

berechnet werden.

Bei kleinen Signalamplituden des Anregungsfeldes ist die Ortsänderung der FFR gering. Um eine größere ROI (Bereich von Interesse, *englisch: region of interest*) abzudecken, kann ein weiteres niederfrequentes Wechselfeld $\mathbf{H}_{\mathrm{D}}(t)$ *(englisch: drive field)* mit größerer Signalamplitude überlagert werden, das das Anregungsfeld mit der Zeit verschiebt. In diesem Fall übernimmt $\mathbf{H}_{\mathrm{D}}(t)$ die Funktion eines Fokusfeldes (siehe Kapitel 2.1.4). Häufig ist die Signalamplitude des Anregungsfeldes groß genug, um die ROI periodisch abzufahren. In diesem Fall gilt $\mathbf{H}_{\mathrm{exc}}(t) = \mathbf{H}_{\mathrm{D}}(t)$. Bei MPI verwendete Trajektorien der FFR sind in Abbildung 2.5 dargestellt.

Die verschiedenen Anregungsfrequenzen f_i einer Feldsequenz entstehen durch Teilung einer gemeinsamen Basisfrequenz f_b mit ganzzahligen Frequenzteilern f_{D_i}

$$f_i = \frac{f_b}{f_{\mathrm{D}_i}} \,. \tag{2.11}$$

Die Trajektorienperiode kann durch

$$T_{\mathrm{R}} = \frac{f_b}{\mathrm{kgV}(\mathbf{f}_{\mathrm{D}})} \tag{2.12}$$

bestimmt werden.

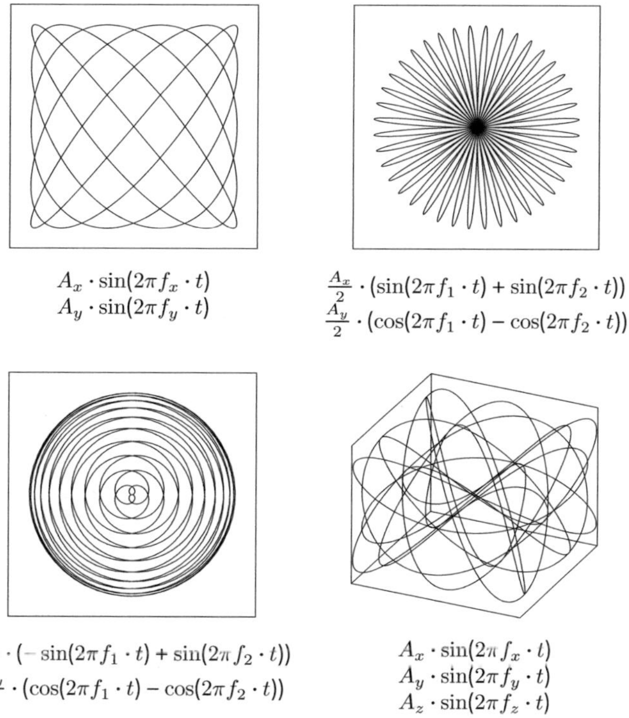

Abbildung 2.5: Multidimensionale Feldsequenzen bei MPI. Für die zweidimensionale Bildgebung wird häufig eine Lissajoustrajektorie verwendet (1. Spalte). Die radiale Trajektorie (2. Spalte) wird insbesondere von FFL-MPI-Systemen genutzt. Spirale Trajektorien (3. Spalte) wurden bislang zumeist in MPS realisiert. Die Lissajoustrajektorie kann für eine dreidimensionale Bildgebung auch in allen drei Raumrichtungen aufgespannt werden (4. Spalte).

2.1.4 Erweiterung des Messfeldes

Die Größe des Messfeldes ist bei MPI durch das Verhältnis zwischen der Amplitude des Anregungs- bzw. Fahrfelds und der Gradientenstärke G begrenzt (siehe (2.10)). Das Messfeld kann z. B. durch Verringerung der Gradientenstärke oder durch eine höhere Amplitude des Anregungsfeldes vergrößert werden. Eine Verringerung der Gradientenstärke vergrößert das Messfeld, vermindert aber gleichzeitig die räumliche Auflösung. Die Anregungsamplitude kann nicht beliebig erhöht werden, da es ansonsten zu PNS (periphere Nervenstimulation, *englisch: peripheral nerve stimulation*) kommen kann [11, 70].

Stattdessen werden den Anregungsfeldern statische Fokusfelder $\mathbf{H}_\mathrm{F}(\mathbf{r})$ überlagert. Ein Fokusfeld verschiebt die FFR und das effektive Messfeld an einen anderen Ort. Auf diese Weise können verschiedene Bereiche *(englisch: patches)* sequentiell gemessen und später zusammengefügt werden [1]. Durch eine langsame Veränderung des Fokusfeldes kann eine FFR auch kontinuierlich verschoben werden.

2.1.5 Messsignal

In (2.5) wurde die Spannung beschrieben, die durch eine Magnetisierungsänderung in einer Spule induziert wird. Das induzierte Spannungssignal wird von z. B. Filtern und Verstärkern gedämpft und verzögert (siehe Kapitel 3). Diese Veränderung kann durch die frequenzabhängige Transferfunktion des Empfangspfades $\mathbf{a} := (a_k)_{k=0}^{K-1}$ beschrieben werden (siehe Kapitel 5.3) [47]. Das Spektrum des Empfangssignals aus (2.5) muss in seiner diskreten Form $\mathbf{u} := (u_k)_{k=0}^{K-1}$ daher um die Komponenten a_k erweitert werden

$$u_k = -a_k \frac{\mu_0}{T} \int_{\Omega} \int_{0}^{T} \frac{\partial}{\partial t} \mathbf{M}(\mathbf{r},t) \cdot \mathbf{p}(\mathbf{r}) e^{2\pi i k t/T} \mathrm{d}t \mathrm{d}^3 r \,. \tag{2.13}$$

Da bei MPI üblicherweise periodische Feldsequenzen verwendet werden (siehe Kapitel 2.1.3), wird das Spannungssignal über ein Vielfaches der Trajektorienperiode in den Frequenzraum transformiert.

2.2 Rekonstruktionsverfahren

Das Ziel von MPI ist es, aus der gemessenen Spannung $u(t)$ ein Bild zu rekonstruieren, das die Verteilung von Partikeln $c(\mathbf{r})$ im FOV repräsentiert. Dabei ist die Partikelverteilung $c(\mathbf{r})$ in der Magnetisierung (siehe (2.13))

$$\mathbf{M}(\mathbf{r},t) = c(\mathbf{r}) \cdot \bar{\mathbf{m}}(\mathbf{r},t) \tag{2.14}$$

mit $\bar{\mathbf{m}}$ dem mittleren magnetischen Moment der Partikel im Messfeld kodiert.

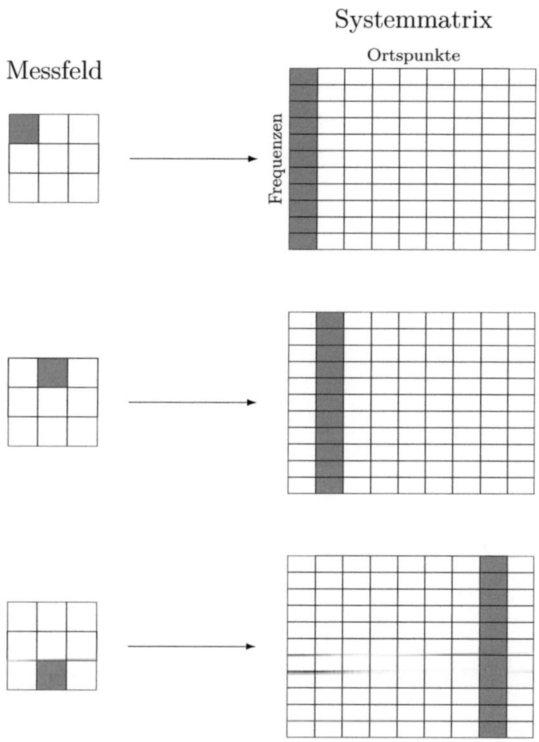

Abbildung 2.6: Schema einer konventionellen Systemmatrixaufnahme. Das Messfeld (links) wird diskretisiert. Eine Partikelprobe wird sequentiell im Zentrum jeden Voxels positioniert. Die graue Füllung zeigt die aktuelle Partikelprobenposition an. Nachdem eine Messung erfolgt ist, wird das Spektrum des Empfangssignals in der zugehörigen Spalte der Systemmatrix gespeichert (rechts).

2.2.1 Systemmatrixbasierte Rekonstruktion

Die Rekonstruktion mit Hilfe einer Systemmatrix gehört zu den messbasierten Rekonstruktionsverfahren [37], bei der das lineare Gleichungssystem

$$\mathbf{S} \cdot \mathbf{c} = \mathbf{u} \tag{2.15}$$

mit $\mathbf{u} := (u_k)_{k=0}^{\mathrm{K}-1}$ dem Spektrum des Empfangssignals gelöst wird. Sie ist das erste veröffentlichte Rekonstruktionsverfahren für MPI [24]. Die Systemmatrix $\mathbf{S}$ kodiert das Empfangssignal für eine Partikelprobe an diskreten Ortspunkten im Messfeld.

Für die Aufnahme einer Systemmatrix $\mathbf{S}$ wird das Messfeld in $|\{\mathbf{r}\}| = \mathrm{N}$ Ortspunkte, sogenannte Voxel (dreidimensionaler Bildpunkt, Kunstwort aus dem Englischen: *volume element*), diskretisiert. Eine Partikelprobe wird im Zentrum eines Voxels $\mathbf{r}_{m,\, m\in\{1,\cdots,\mathrm{N}\}}$ platziert und eine vollständige Messung durchgeführt (siehe Abbildung 2.6). Die Partikelverteilung im Messfeld ist bei dieser Messung bekannt

$$\mathbf{c} = c \cdot \mathbf{r}_m \,. \tag{2.16}$$

Dabei ist c die Partikelkonzentration der Probe. Das Spektrum des Empfangssignals wird als Spalte m in der Systemmatrix gespeichert. Danach wird die Partikelprobe in das Zentrum eines Nachbarvoxels bewegt und dort auf die gleiche Weise vermessen. Für die Aufnahme einer vollständigen Systemmatrix müssen N Messungen durchgeführt werden.

Die Systemmatrixeinträge sind sowohl vom Ort, an dem sie aufgenommen werden, als auch von der Zeit abhängig, da das Empfangssignal zeitabhängig ist. Üblicherweise wird beim systemmatrixbasierten Ansatz im Frequenzraum rekonstruiert. Dafür wird das Empfangssignal nicht im Zeitraum, sondern im Frequenzraum gespeichert. Damit ist die Systemmatrix also nicht mehr von Ort und Zeit, sondern vom Ort und der Frequenzkomponente k abhängig: $\mathbf{S} := (s_k(\mathbf{r}))_{k=0}^{\mathrm{K}-1}$. $s_k(\mathbf{r})$ beschreibt eine ortsabhängige Systemfunktion, eine Zeile der Systemmatrix, die das Partikelsignal bei einer Frequenzkomponente über den Ort kodiert

$$s_k(\mathbf{r}) = -a_k \frac{\mu_0}{T} \int_0^T \frac{\partial}{\partial t} \bar{\mathbf{m}}(\mathbf{r},t) \cdot \mathbf{p}(\mathbf{r}) \cdot e^{2\pi i k t/T} \mathrm{d}t \,. \tag{2.17}$$

Da die Systemmatrix über Messungen akquiriert wurde, kodiert sie die Partikelprobe, die Feldsequenz und die Eigenschaften des MPI-Systems. Das Empfangssignal einer Messung im MPI-System, die mit der gleichen Partikelart und Feldsequenz durchgeführt wird, kann nun mit der Systemmatrix $\mathbf{S}$ in ein Bild $c(\mathbf{r})$ rekonstruiert werden, das die Partikelverteilung im Messfeld anzeigt.

Die direkte Lösung von (2.15) ist häufig nicht realisierbar, da die Systemmatrix $\mathbf{S}$ eine schlechte Kondition hat und aufgrund ihrer Größe nicht leicht zu invertieren ist. Daher wird (2.15) häufig zu einem Minimierungsproblem umformuliert und regularisiert

$$||\mathbf{S} \cdot \mathbf{c} - \mathbf{u}||_2^2 + \lambda ||\mathbf{c}||_2^2 \overset{\mathbf{c}}{\rightarrow} \min \,. \tag{2.18}$$

Das gestellte Minimierungsproblem kann dann iterativ mit einem Kaczmarz-Algorithmus gelöst werden [44, 50].

Hintergrunderweiterung der Systemmatrix

Üblicherweise wird das Hintergrundsignal sowohl von der Systemmatrix $\mathbf{S}$ als auch dem Spannungssignal $\mathbf{u}$ subtrahiert, bevor (2.15) bzw. (2.18) gelöst wird [77]. In [E5] wurde vorgeschlagen, die Systemmatrix mit dem Hintergrundsignal $\mathbf{e}_{\mathrm{BG}}$ zu erweitern anstatt es von $\mathbf{u}$ zu subtrahieren. Die Dimension der hintergrunderweiterten Systemmatrix

$$\mathbf{S}_{\mathrm{BGext}}^{\mathrm{K}\times\mathrm{N}+1} = \left(\mathbf{S}^{\mathrm{K}\times\mathrm{N}}\ \mathbf{e}_{\mathrm{BG}}^{\mathrm{K}\times1}\right) \tag{2.19}$$

erweitert sich um eine Position entlang der Ortspunkte. In der Rekonstruktion können Hintergrund- und Rauschdaten in den zusätzlichen Hintergrundvoxel rekonstruiert werden. Vor der Visualisierung des Partikelverteilung muss dieser Voxel abgeschnitten werden.

Die Hintergrundmessung $\mathbf{e}_{\mathrm{BG}}$ kann für die Systemmatrixerweiterung skaliert werden, um z. B. eine dynamische Hintergrundsignaländerung durch Temperaturveränderungen abzufangen.

2.2.2 X-Space-Rekonstruktion

Eine alternative Rekonstruktionstechnik zur systemmatrixbasierten Rekonstruktion ist die Zuordnung des zeitabhängigen Empfangssignals zum Ortsraum. Die X-Space-Rekonstruktion wurde erstmals 2010 beschrieben [26]. Es wurde gezeigt, dass sie mathematisch äquivalent zur systemmatrixbasierten Rekonstruktion ist [2]. Das Empfangssignal zum Zeitpunkt t wird dem Ortspunkt $\mathbf{r}$ zugeordnet, an dem sich die FFR bei t befand. Die Beziehung zwischen t und $\mathbf{r}$ ist durch die bekannte Feldsequenz beschrieben, die durch das Selektionsfeld und das Anregungsfeld definiert ist.

Bei präziser Kenntnis der Feldsequenz mitsamt der Feldinhomogenitäten und Charakteristika der MPI-Bildgebungseinheit wie z. B. der Transferfunktion des Empfangspfades und des Sensitivitätsprofils der Empfangsspulen ist die

X-Space-Rekonstruktion vorteilhaft, da sie ohne langwierige Kalibrierungsmessungen funktioniert. Des Weiteren kann die Partikelverteilung im Messfeld direkt ohne einen iterativen Algorithmus rekonstruiert werden, was die Rekonstruktionszeit erheblich beschleunigt.

Für eine möglichst scharfe Abbildung der Partikelverteilung muss das Relaxationsverhalten der Partikel nachträglich aus den rekonstruierten Bildern herausgefiltert werden [6, 19]. Während dieses Relaxationsverhalten in der Systemmatrix kodiert ist, wird es beim X-Space-Ansatz modelliert. Insbesondere für die multidimensionale Bildgebung bzw. bei komplexen Feldsequenzen wie der Lissajoustrajektorie konnte das Relaxationsverhalten noch nicht hinreichend modelliert werden [25].

2.3 Herausforderungen systemmatrixbasierter Rekonstruktion für eine klinische MPI-Bildgebungseinheit

Sowohl die Aufnahme als auch die Rekonstruktion mit einer Systemmatrix sind mit Herausforderungen verbunden. Diese werden in diesem Abschnitt für ein klinisches MPI-System vorgestellt. Zwar gelten die Beschränkungen oder Herausforderungen genauso für ein präklinisches MPI-System oder einen Prototypen, doch sind manche Anforderungen wie eine hohe Verfügbarkeit der Bildgebungseinheit insbesondere in einem klinischen Szenario wichtig.

Eine bedeutende Herausforderung ist der zeitliche Aufwand, um eine Systemmatrix zu messen. Dieser Aufwand wird im Folgenden auch Kalibrierzeit genannt. Die Kalibrierzeit sollte so kurz wie möglich sein, da während der Systemmatrixmessung eine klinische MPI-Bildgebungseinheit nicht für Patientenmessungen zur Verfügung steht. Die Aufnahme mehrerer Systemmatrizen mit einer MPI-Bildgebungseinheit ist notwendig, um z. B. unterschiedliche Messsequenzen benutzen zu können. Sowohl die Aufnahmezeit für eine Systemmatrix als auch die gesamte Kalibrierzeit für ein klinisches MPI-System wird im Folgenden abgeschätzt.

Da eine Systemmatrix aus vielen Datenpunkten besteht, ergeben sich hohe Anforderungen an einen Computer, der die gemessene Partikelverteilung rekonstruiert. Die Anzahl der Datenpunkte und damit der Speicheraufwand für einen Computer werden exemplarisch dargestellt.

Als letztes wird ein Kompromiss beleuchtet, der bei der Aufnahme einer Systemmatrix gefunden werden muss: Einerseits sind eine hohe Ortsdiskretisierung und somit eine hohe Ortsauflösung einer Systemmatrix durch die Verwendung einer kleinen Partikelprobe und die Messung vieler Voxel möglich. Andererseits ist das SNR der Systemmatrix von der Größe der Partikelprobe abhängig. Mit einer kleinen Partikelprobe sinkt das SNR.

Die vorliegende Arbeit beschäftigt sich mit einem Teil dieser Herausforderungen. In den Kapiteln 4 und 5 werden Lösungen für die Minimierung der Kalibrierzeit sowie die Auflösung des Kompromisses zwischen SNR und Ortsdiskretisierung gefunden, implementiert und getestet.

2.3.1 Zeitaufwand

Bei der Aufnahme einer Systemmatrix wird eine Partikelprobe im Messfeld an verschiedene Ortspunkte verschoben und an jedem Ortspunkt eine vollständige Messsequenz gefahren. Die Zeit, um die Partikelprobe an einem Ortspunkt zu messen, berechnet sich zum Einen aus der Zeit, um die Feldsequenz zu fahren t_{exc}, und zum Anderen aus der Zeit, um die Partikelprobe an den Ortspunkt zu bringen t_{mov}. Die Bewegung der Partikelprobe wird üblicherweise durch einen Roboter realisiert, der die definierten Ortspunkte nacheinander anfährt. Die durchschnittliche Bewegung des Roboters von einem Ortspunkt zum nächsten kann optimistisch mit $t_{\mathrm{mov}} = 1{,}1\,\mathrm{s}$ abgeschätzt werden. Bei der Anregung mit einer dreidimensionalen Lissajoustrajektorie mit einer Repetitionszeit $T_{\mathrm{R}} = 21{,}5\,\mathrm{ms}$ und nur zehnfacher Signalmittelung ergibt sich eine Aufnahmezeit für einen Ortspunkt von $t_{\mathrm{acq_r}} = t_{\mathrm{mov}} + t_{\mathrm{exc}} \approx 1{,}3\,\mathrm{s}$.

Die Anzahl der Ortspunkte wird mit $\mathrm{N} = 64^3$ angenommen. Dies ergibt sich aus der Forderung, dass Unterschiede im Submillimeterbereich bei isotroper Voxelverteilung rekonstruiert werden sollen. Eine Ortsauflösung von MPI im Submillimeterbereich wurde bei einer magnetischen Gradientenfeldstärke von $G = 1\,\mathrm{T\,m^{-1}}$ und einer Anregungsfeldamplitude von $A = 20\,\mathrm{mT}$ postuliert [46]. In diesem Beispiel werden magnetische Gradientenfeldstärken von $G_{x,y} = 1{,}25\,\mathrm{T\,m^{-1}}$ und $G_z = 2{,}50\,\mathrm{T\,m^{-1}}$ sowie Anregungsfeldamplituden von

$A_{x,y,z} = 20\,\mathrm{mT}$ angenommen. Das Messfeld hat dann eine eine Kantenlänge von $36\,\mathrm{mm} \times 36\,\mathrm{mm} \times 18\,\mathrm{mm}$ (siehe (2.10)). Eine Ortsdiskretisierung von $\mathrm{N} = 64^3$ Voxeln erlaubt eine Ortsauflösung von $0{,}56\,\mathrm{mm} \times 0{,}56\,\mathrm{mm} \times 0{,}28\,\mathrm{mm}$. Da die Aufnahmezeit für eine Systemmatrix linear mit der Anzahl der Voxel N skaliert, beträgt sie in diesem Beispiel $t_{\mathrm{acq_{SM}}} = 64^3 \cdot 1{,}3\,\mathrm{s} = 94{,}7\,\mathrm{h}$, also knapp vier Tage. In dieser Zeit steht die MPI-Bildgebungseinheit nicht für Messungen zur Verfügung.

Die systemmatrixbasierte Rekonstruktion einer Partikelverteilung bietet Vorteile gegenüber alternativen Rekonstruktionstechniken. Gleichermaßen ist die Rekonstruktion mit einer Systemmatrix aber weniger flexibel, da die Feldsequenz, die Partikel, die Hardwarekomponenten und auch der systemspezifische Signalhintergrund in der Systemmatrix kodiert sind. Wenn eine dieser Komponenten geändert wird, muss eine neue Systemmatrix gemessen werden.

Es wird erwartet, dass die Kombination von Messung mit unterschiedlichen Feldsequenzen vorteilhaft sein kann [E4, 88]. Es kann daher angenommen werden, dass ein klinisches MPI-System zumindest für zwei Feldsequenzen kalibriert ist.

Die Verwendung von optimierten Empfangsspulen verspricht einen hohen Sensitivitätsgewinn [E24, 61]. Für dieses Beispiel wird angenommen, dass eine weitere Systemmatrix für eine optimierte Empfangsspule aufgenommen werden muss.

Weitere Systemmatrizen müssen für spezielle Aufgabenstellungen akquiriert werden. In dieser optimistischen Rechnung wird angenommen, dass nur ein klinisch zugelassener Partikeltyp für die Bildgebung mit MPI optimal geeignet ist und kalibriert wird. Für Hyperthermieanwendungen sind Partikel mit einem großen Kern geeignet, die eine große Hysterese aufweisen und nur eingeschränkt für die Bildgebung geeignet sind [27, 76]. Um sie dennoch darstellen und von den Bildgebungspartikeln mit Multicolor-MPI trennen zu können, müssen sie ebenfalls kalibriert werden.

Durch die Möglichkeiten von Multicolor-MPI wird es notwendig, weitere Systemmatrizen aufzunehmen. Ein weiterer Partikeltyp muss z. B. für die Beschichtung von Operationsbesteck kalibriert werden, was die gleichzeitige Darstellung von Blutfluss und Operationsbesteck erlaubt. Da das Partikelsignal je nach Matrixeinbettung variiert [79], können unterschiedliche Mediumviskositäten dargestellt werden, wenn sie über Systemmatrizen kalibriert worden sind. Für diese Beispielrechnung wird von nur zwei kalibrierten Zuständen ausgegangen. Ebenso können verschiedene Temperaturen der Partikel visualisiert werden [73]. Um normale, leicht und stark erhöhte Körpertemperaturen unterscheiden zu können, ist die Aufnahme von drei weiteren Systemmatrizen notwendig.

Die Kalibrierzeit für ein klinisches MPI-System wächst mit der Anzahl der Systemmatrizen, die gemessen werden. Für zwei verschiedene Feldsequenzen, einen zusätzlichen Empfangsspuleneinsatz, und insgesamt nur drei verschiedene Partikeltypen mit fünf verschiedenen Zuständen für einen der Partikeltypen ergeben sich ein Mindestbedarf an $2 \cdot 2 \cdot (1 + 1 + 5) = 28$ Systemmatrizen und eine gesamte Kalibrierzeit von $28 \cdot 94{,}7\,\mathrm{h} = 110\,\mathrm{d}$, also von knapp vier Monaten.

In dieser Rechnung wird nicht berücksichtigt, dass die Kalibrierung eines kontinuierlich bewegten Fokusfeldes für die Bildrekonstruktion vorteilhaft sein kann. Des Weiteren wird die Messung eines größeren Systemmatrix-FOV vernachlässigt, um Rekonstruktionsartefakte zu minimieren [84]. Zudem ist eine nur zehnfache Signalmittelung bei einer Systemmatrixaufnahme erfahrungsgemäß sehr optimistisch.

Die berechnete Kalibrierzeit von vier Monaten kann während der Installation einer neuen MPI-Bildgebungseinheit in der Klinik angemessen sein, sofern das MPI-System danach dauerhaft betriebsbereit ist. Nach einer Veränderung von Hardwarekomponenten im Rahmen von z. B. Reparaturen oder Wartungsarbeiten kann jedoch eine neue Kalibrierung erforderlich werden.

Kapitel 4 und 5 beschäftigen sich mit der Minimierung der Kalibrierzeit. Dies umfasst sowohl die Beschleunigung der Messung einer Systemmatrix als auch die teilweise Auflösung der Notwendigkeit zum Messen neuer Systemmatrizen bei einer Änderung von Hardwarekomponenten.

2.3.2 Speicheraufwand

Vorteile von MPI sind die hohe zeitliche Auflösung und Echtzeitfähigkeit der Technologie. Für interventionelle Anwendungen haben die Echtzeitrekonstruktion und -visualisierung eine hohe Priorität. Schnelle Rekonstruktionsalgorithmen erfordern es, dass alle Daten, die für die Rekonstruktion benötigt werden, im Arbeitsspeicher des Computers gehalten werden können. Bei MPI umfasst dies neben den aktuellen Messdaten auch die Systemmatrix.
Die Datenpunkte einer Systemmatrix können z. B. im 'single complex'-Format gespeichert sein, damit haben sie einen Speicherbedarf von $8\,\mathrm{B}$ ($1\,\mathrm{B}$ (Byte) entspricht $8\,\mathrm{Bit}$). Die Größe einer Systemmatrix bestimmt sich aus der Anzahl der Ortspunkte N und der Frequenzkomponenten K. Für N werden wieder die in Kapitel 2.3.1 hergeleiteten $\mathrm{N} = 64^3$ angenommen. Wenn eine dreidimensionale Feldsequenz mit der Repetitionszeit $T_\mathrm{R} = 21{,}5\,\mathrm{ms}$ verwendet und diese bis zu einer Frequenz von $1\,\mathrm{MHz}$ aufgelöst wird, so werden $\mathrm{K} \geq 20.000$ Frequenzkomponenten abgespeichert. Dies bedeutet einen minimalen Speicheraufwand von $20.000 \cdot 64^3 \cdot 8\,\mathrm{B} = 39\,\mathrm{GB}$ pro Empfangskanal. Für ein MPI-System mit drei Empfangskanälen ergibt sich also eine Gesamtspeicheranforderung von $117\,\mathrm{GB}$.
Wie bereits erwähnt, kann die Rekonstruktion mit konkatenierten Systemmatrizen für Multicolor-MPI vorteilhaft sein. Für die Unterscheidung der in Kapitel 2.3.1 genannten Partikeltypen z. B. für die Visualisierung von Blutfluss, Operationsbesteck und Hyperthermie mitsamt der verschiedenen Zustandskodierungen erhöht sich der Speicheraufwand auf $820\,\mathrm{GB}$.
Die Ausstattung eines Computers mit Arbeitsspeicher im TB-Bereich ist möglich. Jedoch erhöht sich die Laufzeit des Rekonstruktionsalgorithmus mit der Datenmenge, sodass die Echtzeitrekonstruktion des Messsignals schwierig wird.

2.3.3 Auflösungsbegrenzung

Eine Systemmatrix kodiert das Partikelsignal an definierten Ortspunkten. Bei der systemmatrixbasierten Rekonstruktion wird das Messsignal einer Linearkombination der in der Systemmatrix enthaltenen Ortspunkte zugewiesen. Damit diese Zuweisung präzise erfolgen kann, sollte die Partikelprobe klein genug sein, um nicht zwei verschiedene definierte Ortspunkte zu überlappen. Dieser Umstand führt zu einem Dilemma [E5]. Einerseits sollte die Partikelprobe möglichst groß sein, um ein hohes SNR in der Systemmatrixmessung zu erzielen, da dieses einen positiven Einfluss auf die Ortsauflösung im rekonstruierten Bild hat [46]. Andererseits sollten in der Systemmatrix viele Ortspunkte kodiert sein, damit das rekonstruierte Bild eine hohe Ortsauflösung aufweisen kann. Wenn viele Ortspunkte vermessen werden, muss die Partikelprobe aber klein genug sein, was wiederum zu einem niedrigeren SNR führt.
Es muss also ein Kompromiss zwischen dem SNR der Systemmatrix auf der einen Seite und der Anzahl der gemessenen Ortspunkte auf der anderen Seite gefunden werden. Eine mögliche Lösung für diesen Kompromiss wird in Kapitel 4 gezeigt.

3
Ansteuerungssoftware für MPS- und MPI-Systeme

In diesem Kapitel werden zunächst MPS und MPI-Systeme generell charakterisiert. Beide basieren auf der MPI-Technologie, unterscheiden sich aber in dem Informationsgehalt des Messsignals. Da in dieser Arbeit nicht die Implementierung von Hardware-Komponenten für ein solches System im Fokus steht, wird auf eine ausführliche Beschreibung verzichtet. Stattdessen werden die unterschiedlichen Hardware-Komponenten im Hinblick auf die Programmierbarkeit und Steuerung durch Software vorgestellt. Die Anforderungen an eine Software, die von der Generierung des Anregungsfeldes bis zur Aufnahme des Empfangssignals das MPI-System bzw. MPS steuert, werden analysiert. Danach wird eine Software vorgestellt, die unter den herausgestellten Aspekten implementiert wurde und den Anforderungen verschiedener Systeme genügt. Die von der implementierten Software gesteuerten MPS- und MPI-Systeme werden vorgestellt. Dabei werden auch exemplarisch Forschungsergebnisse benannt, die mit der Software und den Systemen erzielt wurden.

3.1 Charakterisierung von MPS- und MPI-Systemen

Ein System, das auf der MPI-Technologie basiert, besteht mindestens aus einem Sende- und einem Empfangspfad. Das Sendesignal kann über einen Feedbackpfad überwacht werden, der den Strom oder die Spannung auf den Sendespulen misst. Für MPI-Bildgebungseinheiten wird ein Selektionsfeld erzeugt, das zur Ortskodierung des Empfangssignals verwendet wird. Fokusfelder können das Messfeld verschieben und damit sequentiell vergrößern. Abbildung 3.1 zeigt einen exemplarischen Aufbau eines Systems, das die MPI-Technologie nutzt.

Sendepfad

Elementarer Bestandteil eines MPS- bzw. MPI-Systems sind eine oder mehrere Sendespulen, die ein zeitlich veränderliches Magnetfeld erzeugen und somit eine Magnetisierungsänderung der Partikel bewirken. Dieses Magnetfeld wird Anregungsfeld genannt. Die Magnetisierungsänderung der Partikel induziert eine Spannung in den Sendespulen, die gemessen werden kann. Alternativ kann die induzierte Spannung auch in dedizierten Empfangsspulen gemessen werden.

Der Sendepfad beginnt bei einem signalgenerierenden Bauteil wie einem Funktionsgenerator oder einer I/O-Karte und endet bei den Sendespulen. Im Folgenden wird angenommen, dass I/O-Karten zur Signalgenerierung verwendet werden. Eine I/O-Karte wird von einem Computer gesteuert. Je nach Art der I/O-Karte wird das Ausgabesignal von dem Computer generiert und über einen Datenstrom an die I/O-Karte gesendet oder direkt von der I/O-Karte erzeugt.

Das digitale, diskrete Ausgabesignal wird über DAC (Digital-Analog-Wandler, *englisch: digital-analog-converter*) in ein analoges Signal transformiert und an den Leistungsverstärker ausgegeben. Ein Leistungsverstärker vergrößert das Ausgabesignal nicht nur, sondern verzerrt es auch durch die Erzeugung von höheren Harmonischen der Frequenzen, die im Ausgabesignal enthalten sind. Diese Verzerrung wird durch den Klirrfaktor beschrieben [72].

Um einen hohen Klirrfaktor zu kompensieren, kann ein Sendefilter implementiert werden, der Frequenzen, die nicht den Anregungsfrequenzen entsprechen, dämpft. Ein Sendefilter ist als Bandpass- oder Tiefpassfilter konstruiert [69].

Die Impedanzanpassung gleicht die Impedanz der Sendespule der optimalen Last des Leistungsverstärkers an. Sie gewährleistet, dass die benötigten Ströme durch eine resonante Verstärkung an den Sendespulen anliegen und die im Magnetfeld der Spulen gespeicherte Energie nicht an den Verstärker zurückgegeben wird. Hinter der Impedanzanpassung steht das Kernstück des Sendepfades, die Sendespulen.

Feedbackpfad

Die Überwachung des Anregungsfeldes bei MPI ist für eine erfolgreiche Datenverwertung wichtig. Wenn sich bei einer Messung oder zwischen verschiedenen Messungen das Anregungsfeld in Amplitude, Frequenz oder Phase ändert, so ändert sich auch die Trajektorie, mit der die FFR über das Messfeld bewegt wird (siehe Abbildung 3.3). Bei der X-Space-Rekonstruktion wird diese Feldsequenz modelliert, um das Empfangssignal dem Ortsraum zuzuordnen. Eine Systemmatrix kodiert die Feldsequenz, mit der sie gemessen wurde. Als Folge einer variierenden Feldsequenz schlägt die Rekonstruktion der Partikelverteilung in ein Bild fehl oder ist artefaktbelastet [E12, E13]. Das Anregungsfeld wird überwacht, indem der Strom oder die Spannung über den Sendespulen gemessen wird. Dafür kann ein Spannungsteiler installiert werden, der die Hochspannung in einen Bereich transformiert, der von der I/O-Karte messbar ist [7]. Alternativ kann eine Strommessung über z. B. eine Rogowski-Spule erfolgen [65]. Dieses analoge Messsignal wird von der I/O-Karte über ADC (Analog-Digital-Wandler, *englisch: analog-digital-converter*) digitalisiert.

Empfangspfad

Der Empfangspfad bei MPI beginnt bei den Empfangsspulen. Diese können identisch mit den Sendespulen oder auch dediziert sein. Das Empfangssignal bei MPI hat verschiedene Komponenten. Zum Einen besteht es aus der Ableitung der Magnetisierungsänderung der Partikel im Anregungsfeld, dem Partikelsignal (siehe (2.13)). Zum Anderen induziert das Anregungsfeld selbst eine Spannung in die dedizierten Empfangsspulen. Das Anregungssignal ist natürlich auch Teil des Empfangssignals, falls die Sendespulen als Empfangsspulen verwendet werden. Zudem wird das Empfangssignal von weiterem Hintergrundsignal und Rauschen überlagert [77]. Das Anregungssignal, also der Teil des Empfangssignals, der durch das Anregungsfeld induziert wird, hat typischerweise eine um den Faktor 10^6 höhere Amplitude als das Partikelsignal [30]. Damit das Partikelsignal zur weiteren Verarbeitung genügend verstärkt werden kann, muss es vom Anregungssignal getrennt werden. Der gradiometrische Aufbau einer Empfangsspule erlaubt es, sowohl das Anregungsfeld als auch einen Teil des Hintergrundsignals auszulöschen [30, E24]. Der gleiche Effekt kann dadurch erzielt werden, dass der Feldgenerator ein zweites Mal aufgebaut wird, allerdings ohne dass Partikel ins Messfeld eingebracht werden. Die serielle Verschaltung der Feldgeneratoren mit umgekehrter Polung subtrahiert das Anregungssignal. Der zweite Feldgenerator wird auch Auslöscheinheit genannt. Eine dritte Möglichkeit, das Partikelsignal vom Anregungssignal zu trennen, ist die Implementierung eines Empfangsfilters. Dieser wird typischerweise als Bandstoppfilter realisiert. Nach der Isolierung des Empfangssignals kann dieses durch einen LNA (rauscharmer Verstärker, *englisch: low noise amplifier*) verstärkt werden. Die ADC der I/O-Karte können

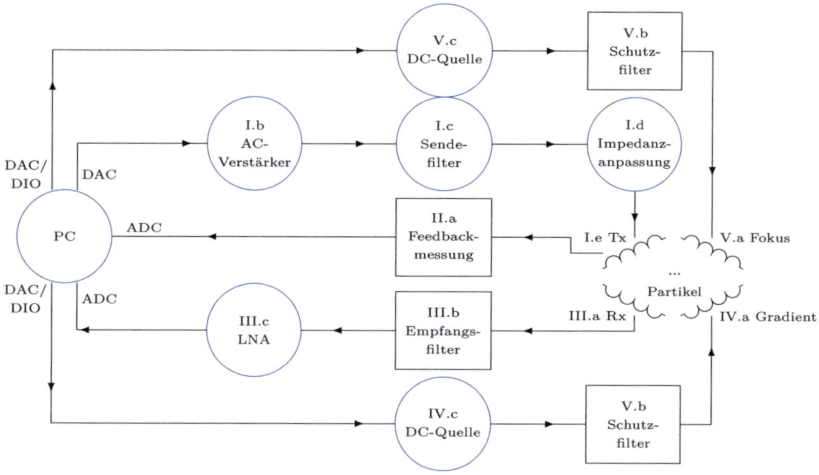

Abbildung 3.1: Aufbau eines MPS- bzw. MPI-Systems mit Sendepfad (I), Feedbackpfad (II), Empfangspfad (III), Gradientenfeldpfad (IV) und Fokusfeldpfad (V). Exemplarisch wird ein einkanaliges System gezeigt. Ein blauer Kreis um eine Komponente bedeutet, dass diese durch Software steuerbar sein kann. Der Sendepfad besteht aus einer IO-Karte als Signalgenerator mitsamt einem DAC zur Umwandlung des digitalen in ein analoges Signal (I.a), einem Leistungsverstärker (I.b), einem Sendefilter (I.c), einer Impedanzanpassung (I.d) und der Sendespule (I.e). Der Feedbackpfad besteht aus einer Spule zur Strommessung oder einem Spannungsteiler zur Spannungsmessung (II.a). Das Messsignal wird durch einen ADC einer IO-Karte digitalisiert (II.b). Der Empfangspfad beginnt bei der Empfangsspule (III.a), die identisch mit der Sendespule (I.e) sein kann. Zur Dämpfung des Anregungssignals im Empfangssignal (III.b) kann eine gradiometrische Empfangsspule, eine Auslöscheinheit oder ein Empfangsfilter implementiert werden. Das Partikelsignal wird von einem LNA (III.c) verstärkt und von einem ADC der IO-Karte digitalisiert (III.d). Ein Gradient wird durch Permanent-, Elektromagnete oder eine Kombination erzeugt (IV.a). Im Falle von Elektromagneten können diese identisch mit z. B. (I.e) sein. Vor der Gleichstromquelle (IV.c) wird ein Schutzfilter (IV.b) gegen Wechselströme installiert. Ein Fokusfeld wird erzeugt, indem Gleichströme auf Fokusfeldspulen (V.a) angelegt werden. Analog zum Gradientenfeldpfad kommt auch hier ein Schutzfilter (V.b) vor der Gleichstromquelle (V.c) zum Einsatz.

nun das analoge Empfangssignal digitalisieren und es für die weitere digitale Verarbeitung zur Verfügung stellen.

Gradientenfeld

Das Gradientenfeld bei MPI dient der Ortskodierung des Partikelsignals. Ohne Gradientenfeld reagieren alle Partikel im Messfeld gleichermaßen auf das Anregungsfeld, da sich keines in statischer magnetischer Sättigung befindet. Die Messung hat dann einen spektrometrischen Charakter, da MPS generell kein Gradientenfeld aufweisen. Das Gradientenfeld ist ein statisches Magnetfeld, das entweder durch Permanentmagnete [E67, E30], durch Elektromagnete [Man.3, E25] oder durch die Kombination von beiden [6] erzeugt wird. Wenn das Gradientenfeld durch Elektromagnete erzeugt wird, dann werden Gleichströme entweder auf den Sendespulen [E25] oder auf dedizierten Gradientenfeldspulen [Man.3] angelegt. Die Gleichströme werden von Gleichstromquellen ausgegeben. Zwischen Spulen und Gleichstromquellen kann ein Schutzfilter installiert werden, der die Gleichstromquellen vor Wechselströmen auf den Spulen schützt [E25]. Dies ist insbesondere dann wichtig, wenn keine dedizierten Gradientenfeldspulen verwendet werden.
Auch wenn das Gradientenfeld während einer Messung statisch ist, so kann sich die Stärke oder die Ausrichtung des Gradientenfeldes während einer Messreihe ändern, wodurch sich die Größe des Messfeldes verändert. Die Gradientenfeldstärke ist häufig variabel, wenn zumindest ein Teil des Gradientenfeldes durch Elektromagnete erzeugt wird. Die Gleichstromquellen geben für diesen Fall unterschiedlich starke Ströme aus, die die Gradientenfeldstärke direkt beeinflussen. Eine Änderung der Ausrichtung des Gradientenfeldes ermöglicht z. B. bei einem FFL-Scanner die Rotation der FFL im Raum. Dies kann durch die variable Bestromung der Gradientenfeldspulen erreicht werden [6]. Falls das Gradientenfeld ausschließlich durch Permanentmagnete erzeugt wird, kann z. B. die Drehung der Permanentmagnetengeometrie die Ausrichtung des Gradientenfeldes verändern [E67, E30].

Fokusfelder

Fokusfelder sind homogene Offsetfelder, die das Gradientenfeld überlagen und die FFR im Raum verschieben. Überlicherweise werden die Fokusfelder erzeugt, indem Gleichströme an dedizierten Fokusfeldspulen angelegt werden. Analog zu den Gradientenfeldern werden Gleichstromquellen eingesetzt, die mit Schutzfiltern gegen Wechselströme versehen werden können. Alternativ können veränderbare Fokusfelder auch durch Permanentmagnete wie z. B. Halbach-Arrays erzeugt werden [3].

3.2 Aufgaben einer Software für MPS- und MPI-Systeme

Eine Software, die ein MPS- oder MPI-System steuern soll, muss verschiedene Anforderungen erfüllen, die für den erfolgreichen und sicheren Betrieb des Systems notwendig sind. Sie muss unterschiedliche Hardware-Komponenten vernetzen, steuern und deren Betrieb überwachen. Die blauen Kreise in Abbildung 3.1 kennzeichnen die Komponenten, die durch eine Software steuerbar sein können. Im Fokus steht die präzise Messung physikalischer Größen und die zuverlässige Ausgabe digitaler Signale. Die Synchronisation zwischen allen Eingabe- und Ausgabesignalen ist dabei von besonderer Bedeutung, da anderenfalls die Abtastpunkte der digitalen Signale nicht präzise zugeordnet werden können. Typische Abtastraten für MPI liegen im unteren MHz-Bereich. Die Software muss auf verschiedenen Ein- und Ausgabekanälen mehrere Signale gleichzeitig erzeugen, überwachen und messen können. Idealerweise ist die Architektur einer MPI-Software modular, sodass sie auf verschiedenen Systemen angewendet werden kann.

Im Rahmen der Datennachverarbeitung muss eine MPI-Software die Möglichkeit einer einfachen Analyse der Messsignale geben. Dies ist bei MPI mindestens die Darstellung des gemessenen Zeitsignals und dessen Amplituden- und Phasenspektrums. Die Plausibilität der Ausgabe- und Eingabesignale muss überprüft werden und ein Feedback darüber ausgegeben werden. Das bedeutet, dass die Signale z. B. auf Grenzwerte überprüft werden müssen. Dies ist auch ein Sicherheitsaspekt, den die Software erfüllen muss. Die Einhaltung gewisser Grenzwerte gewährleistet, dass z. B. keine Ströme ausgegeben werden, für die das System nicht ausgelegt ist, oder dass das Empfangssignal nicht durch die Amplitudenbegrenzung des LNA abgeschnitten wird. Zusätzlich muss eine MPI-Software andere Systemparameter wie z. B. die Temperatur überwachen können, was unter Sicherheitsaspekten erforderlich ist. Zudem kann eine Temperaturveränderung im System die Impedanz ändern und dadurch eine Korrektur des Sendesignals erfordern.

Sendepfad

Der Sendepfad als die signalgenerierende Komponente muss eng durch die Software unterstützt bzw. gesteuert werden. Wie in Abbildung 3.1 gezeigt, gibt es insbesondere im Sendepfad viele Ansatzpunkte für eine Software.

Am Wichtigsten ist hier die Softwarekomponente, die das digitale Signal erzeugt, also der Funktions- oder Signalgenerator. Je nach System müssen auf verschiedenen Ausgabekanälen mehrere digitale Signale superponiert werden können. Dabei ist wichtig, dass eine maximale Ausgangsamplitude für jeden Kanal definiert ist, die nicht mit dem Signalgenerator überschritten werden darf. Diese wird insbesondere durch das Design des Feldgenerators bestimmt, kann aber auch durch die maximale Ausgangsspannung der DAC oder durch die maximale Eingangsspannung des nachgeschalteten Leistungsverstärkers bzw. den eingestellten Faktor des Leistungsverstärkers beeinflusst werden.

Plötzliche Spannungsänderungen im Sendesignal sorgen für unkontrollierte Spannungsabfälle und -überschwinger auf den Sendespulen (siehe Abbildung 3.2). Sie entstehen beim Anlegen eines neuen Signals oder bei der Änderung von Amplitude oder Phase eines bestehenden Sendesignals und können vermieden werden, indem die Amplitude bzw. Phase schrittweise über einen längeren Zeitraum auf den Zielwert verändert wird. Eine zusätzliche Überprüfung kann dadurch erfolgen, dass eine maximale Spannungsdifferenz pro Zeiteinheit definiert und das generierte Signal daraufhin überprüft wird.

Viele Leistungsverstärker können entweder manuell oder über Software gesteuert werden [Man.1, Man.5]. Über eine Softwaresteuerung kann die Zeit, in der die Leistungsverstärker aktiv sind, möglichst gering gehalten werden.

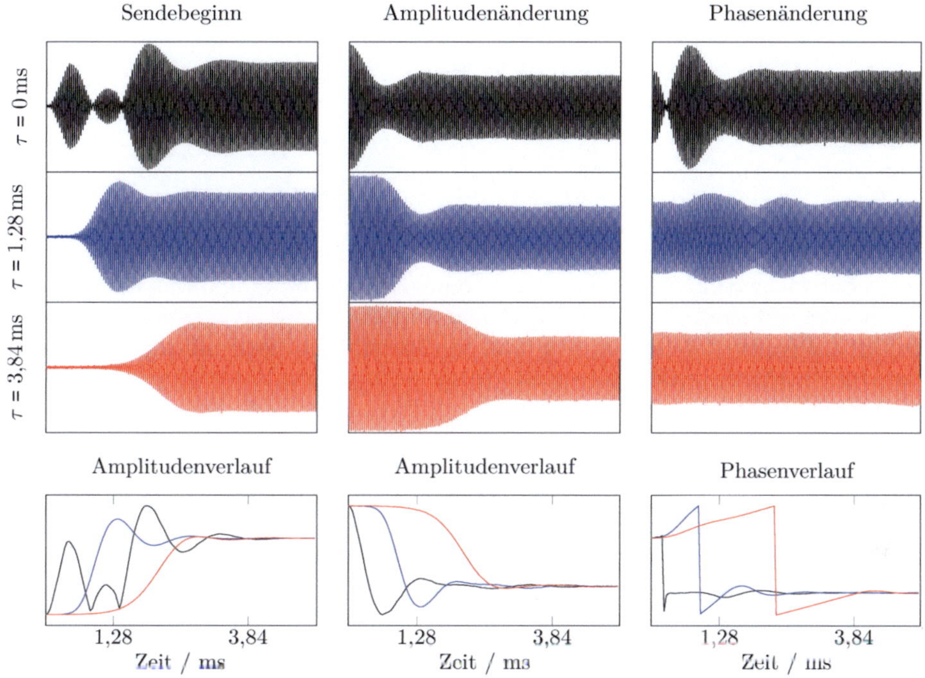

Abbildung 3.2: Auswirkung von abrupten und geregelten Spannungsänderungen auf einer Sendespule zu Beginn einer Messung (links), beim Nachregeln der Amplitude (Mitte) und der Phase (rechts) des Sendesignals. Es werden die auf einer Sendespule gemessenen Zeitsignale (erste bis dritte Zeile) sowie der Verlauf der berechneten Amplitude und Phase (vierte Zeile) gezeigt. Bei einer abrupten Spannungsänderung (schwarz, $\tau = 0\,\mathrm{ms}$) kommt es mehrere Millisekunden lang zu Spannungsabfällen und -überschwingen der Amplitude. Auch der Phasenverlauf zeigt ein Überschwingungsverhalten. Wenn die Amplitude über eine S-Kurve (3.1) verändert wird, wird das Überschwingungsverhalten geringer (blau, $\tau = 1{,}28\,\mathrm{ms}$) bzw. verschwindet (rot, $\tau = 3{,}84\,\mathrm{ms}$).

Parameter wie die Temperatur der Verstärker können ausgelesen und analysiert werden und lassen indirekte Schlüsse auf z. B. die Impedanz des Systems zu.

Sendefilter dämpfen Frequenzen oberhalb der Anregungsfrequenz, um den Klirrfaktor des Leistungsverstärkers auszugleichen. Ein Nachteil davon ist, dass der Sendepfad nicht variabel bzgl. der Anregungsfrequenz ist. Durch Hinzu- oder Abschalten von Kondensatorbänken kann die Wirkung eines Filters zu einem anderen Frequenzbereich verschoben werden [5]. Diese Kontakte können z. B. durch softwaregesteuerte Schalter realisiert werden [4].

Die Impedanz des Sendepfades ist temperaturabhängig. Wenn der kalibrierte Temperaturbereich verlassen wird, ist die Impedanzanpassung zwischen Leistungsverstärker und Sendespule aufgrund des Temperaturkoeffizienten

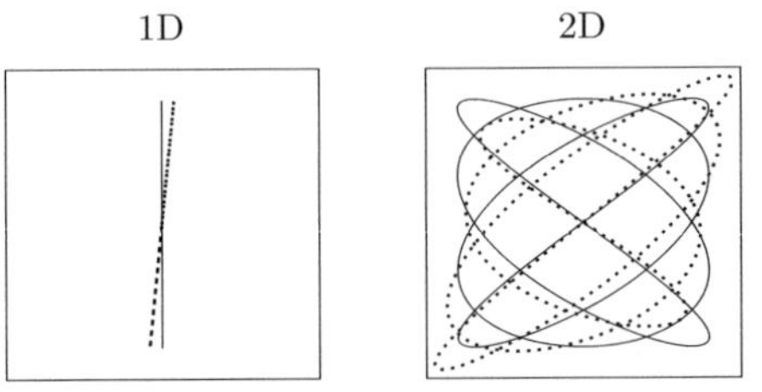

Abbildung 3.3: Verzerrung der Trajektorie durch Signalkopplung auf den Sendespulen eines mehrdimensionalen MPI-Systems. Bei eindimensionaler Anregung wird die FFR entlang einer Linie bewegt (links). In einem multidimensionalen System ohne Entkopplungseinheit kann sich der Winkel der Linie im Raum drehen (gepunktet). Die Feldkopplung resultiert bei einer 2D-Lissajoustrajektorie (rechts) in einer Scherung.

der Kondensatoren nicht mehr optimal. Folgen können eine erhöhte Verlustleistung über Reflexion der Ausgangsleistung in den Leistungsverstärker und eine Veränderung des magnetischen Feldes sein. Kühl- oder Heizelemente in der Impedanzanpassung können über eine Software angesteuert werden, um innerhalb eines Zieltemperaturbereiches zu bleiben. Somit kann eine konstante Impedanz erreicht werden.

Feedbackpfad

Die Ströme auf den Sendespulen werden über den Feedbackpfad überwacht. Nach der Digitalisierung der Ströme bzw. der Spannung über die ADC der I/O-Karte werden Amplitude und Phase der gemessenen Signale analysiert und mit dem Soll verglichen. Eine Regeleinheit steuert die Ausgabesignale auf dem Sendepfad auf dieser Basis.

Bei MPS- bzw. MPI-Systemen mit mehrdimensionaler Anregung können die unterschiedlichen Sendespulen koppeln [35]. Dabei induziert der Strom über einer Sendespule eine Spannung in einer anderen Sendespule, was wiederum zu einer Feldverzerrung im Messfeld und einer Verzerrung bzw. Scherung der Trajektorie der FFR führt (siehe Abbildung 3.3). Daraus können Bildartefakte nach der Rekonstruktion resultieren [E12, E13]. Eine Entkoppeleinheit kann implementiert werden, die auf dem Sendepfad Auslöschungssignale zusätzlich zu den Anregungssignalen sendet. Diese Auslöschungssignale überlagern die eingekoppelten Signale destruktiv, sodass die Feldverzerrung korrigiert wird.

Empfangspfad

Das Empfangssignal bei MPI wird von einem LNA verstärkt. Die Verstärkung eines LNA kann konfigurierbar und per Software steuerbar sein. Bei einer kleinen Eingangssignalamplitude kann durch eine hohe Verstärkung die Sensitivität des MPS- bzw. MPI-Systems erhöht werden. Für hohe Eingangssignalamplituden kann eine adaptive Verstärkung verhindern, dass das Ausgangssignal der Amplitudenbegrenzung des LNA unterliegt und abgeschnitten wird.

Das Empfangssignal besteht aus dem Partikelsignal, dem Hintergrundsignal des Systems und Rauschen [77]. Das Hintergrundsignal hat einen stationären Anteil, der für verschiedene Messungen mit gleicher Messsequenz gleich ist. Ein Leermessungsabzug vom Empfangssignal subtrahiert den stationären Hintergrund und hat einen positiven Effekt auf die Bildrekonstruktion [77]. Abbildung 3.4 verdeutlicht den Unterschied. Ohne Leermessungabzug ist die Ableitung der Partikelmagnetisierung im Zeitsignal nicht erkennbar, da der stationäre Hintergrund diese überlagert.

Gradientenfeld und Fokusfelder

Das Gradientenfeld und Fokusfelder werden durch Gleichströme generiert, die an dedizierten oder durch den Sendepfad schon vorhandenen Spulen angelegt werden. Die Gleichströme werden von Gleichstromquellen erzeugt, die per Software gesteuert werden können [Man.10]. Die Steuerung mit Software ist vorteilhaft, da die Zeit, in der die Felder anliegen, gering gehalten und der Leistungsverbrauch des Systems reduziert werden kann. Des Weiteren können Rückgabeparameter der Gleichstromquellen wie z. B. Temperatur, Strombegrenzung oder das Spannung-Strom-Verhältnis ausgewertet und der Scheinwiderstand der Spulen beobachtet werden. Unter Berücksichtigung der Phasendifferenz zwischen Spannung und Strom können auch der reelle Widerstand und die Induktivität berechnet werden.

Insbesondere ist die Softwaresteuerung der Gleichstromquellen wichtig, um Signalformen programmieren zu können. Nur dann können z. B. Fokusfelder synchron mit der Periode der Feldsequenz (siehe (2.12)) verändert werden, um das Messfeld zu verschieben (siehe Kapitel 2.1.4). Auch kontinuierlich

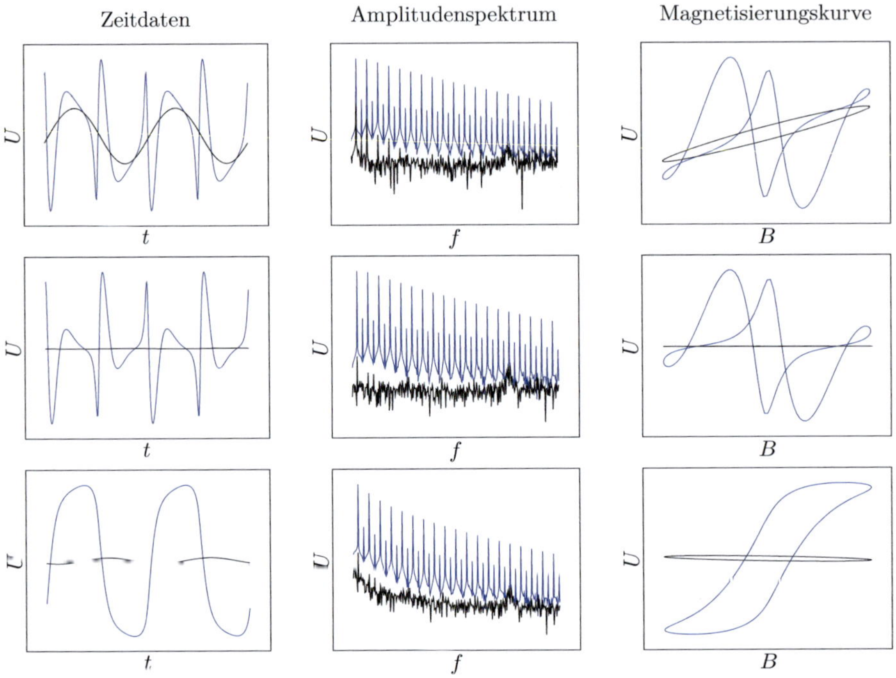

Abbildung 3.4: Auswirkungen des Leermessungsabzugs und der Korrektur der Transferfunktion des Empfangskanals auf das Partikelsignal bei MPI. Die Empfangssignale einer Partikelmessung (blau) und einer Leermessung (schwarz) sind visualisiert. Die Zeitdaten (links) zeigen das Empfangssignal über zwei Perioden des Anregungssignals. Für die Darstellung der Magnetisierungskurve (rechts) wird das Zeitsignal über das angelegte Feld geplottet. Ohne Korrekturschritte (oben) sind die Amplituden der Leer- und Partikelmessung ähnlich. Nach der Subtraktion einer weiteren Leermessung (mittig) sind Partikel- und Leermessung deutlich im Zeit- und Frequenzraum trennbar. Erst nach der weiteren Korrektur um die Transferfunktion der Empfangspfade (unten) kann die Magnetisierungskurve erfolgreich dargestellt werden.

verschiebbare Messfelder oder magnetische Manipulation [E19] werden dadurch möglich. Des Weiteren ist die Programmierung von Signalformen für die effiziente Aufnahme hybrider Systemmatrizen und Phantome notwendig.

Synchronisierung

Die Synchronisierung der Empfangs- und Sendesignale für den Sende-, Feedback- und Empfangspfad ist von großer Bedeutung für MPS- und MPI-Systeme. Alle DAC bzw. ADC müssen den gleichen Taktgeber haben, um synchron zu arbeiten. Kleine Differenzen zwischen unterschiedlichen Taktgebern können zu

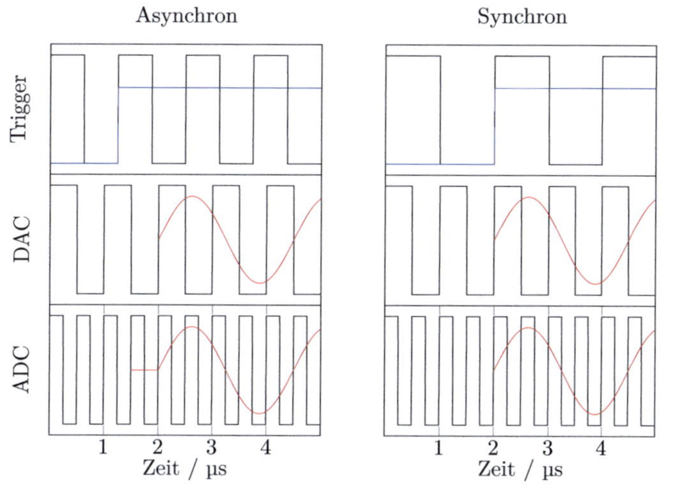

Abbildung 3.5: Auswirkung eines nicht synchronisierten Triggers bei der Aufnahme eines MPI-Signals. Der gemeinsame Taktgeber für den Trigger, den ADC und den DAC gibt einen Takt von 8 MHz vor. Der Takt von ADC (2 MHz), DAC (1 MHz) und Trigger (0,8 MHz links und 0,5 MHz rechts) ist schwarz dargestellt. Nach dem Setzen des Triggersignals (blau) fangen DAC und ADC an, ein Signal zu senden bzw. zu messen (rot). Wenn der Trigger asynchron (links) zu einem gemeinsamen Teiler der Abtastraten von DAC und ADC ist, kann dies zu einer verfrühten oder verspäteten Messung des Empfangssignals führen. Ein synchronisierter Trigger (rechts) gewährleistet, dass die Messung von Sende- und Empfangssignal gleichzeitig beginnt.

großen Messungenauigkeiten führen. Eine Ungenauigkeit im µs-Bereich wird die Reproduzierbarkeit des Empfangssignals bereits im kHz-Bereich stören. Auch mit dem gleichen Taktgeber können die Abtastraten der I/O-Karten unterschiedlich sein. Da für die Generierung des Sendesignals und die Digitalisierung der Feedbacksignale nur die Anregungsfrequenzen aufgelöst werden müssen, kann eine geringere Abtastfrequenz als für die Empfangssignale verwendet werden. Das Empfangssignal hingegen besteht aus den Harmonischen der Anregungsfrequenzen, die üblicherweise bis in den MHz-Bereich aufgenommen werden.

Bei der Verwendung unterschiedlicher Abtastraten muss auch der Trigger, der Auslöser für eine Messung, mit dem Taktgeber synchron sein. Die Taktfrequenz des Triggers muss ein gemeinsamer Teiler der Abtastraten sein. Abbildung 3.5 verdeutlicht diesen Umstand. Ohne ein synchronisiertes Triggersignal kommt es zu einem Versatz zwischen den Sende- und Empfangssignalen.

Kalibrierung

Die Kalibrierung ist ein wichtiger Bestandteil der Inbetriebnahme und Unterhaltung eines MPS- bzw. MPI-Systems. Nur durch eine Kalibrierung wird es möglich, definierte magnetische Felder mit dem System zu erzeugen und das Empfangssignal um die Transferfunktion der Empfangskette zu korrigieren. Dabei kann eine softwaregestützte Lösung einerseits den Kalibrierprozess anleiten und beschleunigen und andererseits eine fehlerhafte Kalibrierung erkennen, indem sie die Ergebnisse auf Plausibilität prüft. Zu den wichtigen Kalibrierungen bei MPI gehören die der ausgehenden Signale (Anregungsfeld, Gradientenfeld und Fokusfeld), die Aufnahme der Transferfunktion des Empfangspfades sowie die Kalibrierung der Übersetzung vom Sende- in den Feedbackpfad.

Bei der Kalibrierung der Ausgangssignale wird das Verhältnis aus Gleichstrom auf den Sende-, Gradienten- und Fokusfeldspulen und dem resultierenden magnetischen Feld z. B. mit einer Hall-Sonde gemessen [E23]. Das Verhältnis der Amplituden des magnetischen Anregungsfeldes und des Feedbacksignals kann z. B. mit einer Kalibrierspule bestimmt werden [E23]. Zugleich wird der Phasenversatz zwischen magnetischem Feld und Feedbacksignal gemessen.

Erst durch die Aufnahme der Transferfunktion des Empfangskanals können MPI-Empfangssignale richtig ausgewertet werden (siehe Abbildung 3.4). In (2.13) wird die Transferfunktion durch die Koeffizienten a_k dargestellt. Die Aufnahme erfolgt ebenfalls über eine Kalibrierspule [E23]. Diese Kalibrierung ermöglicht die Umrechnung der Amplitude des Empfangssignales in das magnetische Moment im Messfeld.

Um Vorwissen für das Einregeln des Anregungsfeldes zu generieren (siehe Kapitel 3.3.1), sollte das Verhältnis zwischen Sende- und Feedbacksignalamplituden und die Differenz der Signalphasen bestimmt werden. Dies kann ohne Kalibrierspule erfolgen. Diese Art der Kalibrierung ist ähnlich zur Sendepfadkalibrierung, allerdings wird hier das generierte magnetische Feld nicht gemessen. Bei einem System mit mehrdimensionaler Anregung, also mit mehreren Sendespulen, kann gleichzeitig die Kopplung zwischen den Sendespulen bestimmt werden.

Die regelmäßige Kalibrierung eines MPS- bzw. MPI-Systems dient der Qualitätssicherung und -kontrolle. Abweichungen zu vorigen Kalibriermessungen geben Hinweise auf Verschleiß oder Veränderungen am System. Wird bei gleicher Methode ein unterschiedliches Anregungsfeld kalibriert, kann dies an einer verstimmten Impedanzanpassung oder an einem defekten Filter liegen. Mögliche Ursachen sind der Verschleiß von Verbindungen oder gealterten Kondensatoren. Ändert sich das Verhältnis zwischen magnetischem Anregungsfeld und gemessener Amplitude des Feedbacksignals, ist ein Schaden an dem installierten Spannungsteiler oder eine Änderung an der Strommessspule möglich. Wenn sich die Transferfunktion des Empfangspfades ändert, kann der LNA beschädigt sein. Tritt im Bereich der Anregungsfrequenzen eine Änderung der Transferfunktion auf, kann dies auf eine Verstimmung der Empfangsfilter oder eine Verstellung der gradiometrischen Spule oder Auslöscheinheit hindeuten. Wenn sich das Amplitudenverhältnis von Sende- und Feedbacksignalen ändert, kann das eine Veränderung in der Impedanzanpassung oder im Spannungsteiler bzw. der Strommessung für das Feedbacksignal bedeuten. Da für diese Kontrolle keine Kalibrierspule angeschlossen werden muss, kann sie ohne zusätzlichen Aufwand bei jedem Einschalten eines MPS- oder MPI-Systems erfolgen und erlaubt eine häufige Kontrolle des Systems.

3.3 Implementierung einer Software zur Steuerung von MPS- und MPI-Systemen

Es wurde eine Software implementiert, die die Anforderungen aus Kapitel 3.2 erfüllt. Sie steuert verschiedene Messaufbauten, die in Kapitel 3.4 beschrieben sind.

Die Software besteht aus mehreren Bibliotheken, die unterschiedliche Funktionen erfüllen. Das einzelne System implementiert und konfiguriert eine Hauptklasse, die Bestandteil der Bibliotheken ist.

3.3.1 Bibliotheksstruktur

Wie in Kapitel 3.2 dargestellt, haben viele MPS- und MPI-Systeme die gleichen Anforderungen an eine Software. Obwohl sie sich in den magnetischen Feldgeometrien, den Spulenanordnungen, den Einsatzgebieten oder den räumlichen Dimensionen unterscheiden, können die Basiskomponenten der verschiedenen Systeme und deren Ansteuerung standardisiert werden. Aus diesem Grund wurde die Ansteuerung der Messaufbauten in einer Bibliotheksstruktur organisiert. Dabei wurde der Modell-Präsentation-Steuerung-Ansatz (Model View Controller) gewählt und die Datenverwaltung von der Darstellung des Programms und der Steuerungslogik getrennt.

Steuerungslogik

Die Bibliothek, die die Steuerungslogik repräsentiert, ist die zentrale Steuerungsbibliothek, die die Funktionsweise der MPS- und MPI-Systeme maßgeblich beeinflusst. Um diese Bibliothek übersichtlich zu halten, sind die Ansteuerungen mehrerer Hardware-Komponenten in weitere Bibliotheken ausgelagert. Dazu gehören z. B. die Ansteuerung der Gleichstromquellen, die Ansteuerung von Schrittmotor-Robotern zur präzisen Positionierung von Messphantomen oder die Ansteuerung eines Arduinos, der als Thermometer benutzt wird. Zusätzlich ist die I/O-Kartensteuerung in eine weitere Bibliothek ausgelagert, die im Folgenden beschrieben wird.

Die Ansteuerung der I/O-Karten ist darauf ausgelegt, dass die Karten einen auf dem PC erzeugten Datenstrom zur Ausgabe empfängt und die analogen Empfangssignale dem PC als digitalisierten Datenstrom sendet. Der Datenstrom ist paketbasiert. Neben der Initialisierung der I/O-Karten und dem Beginnen und Beenden einer Messung beinhaltet diese Bibliothek auch einen Signalgenerator und eine Regelung zur Steuerung des Signalgenerators auf Basis von Empfangssignalen.

Der Signalgenerator erzeugt sinusförmige, rampenförmige oder konstante Ausgabesignale. Auf der Basis von bekannter Abtastrate, Frequenz des Signals, Amplitude und Phase stellt der Signalgenerator sicher, dass eine Periode des Ausgabesignals immer durch eine ganzzahlige Anzahl von Abtastpunkten repräsentiert ist. Dies ist wichtig, um die Periodizität der ausgegebenen Signale sicherzustellen. Der Signalgenerator überlagert eine variable Anzahl von verschiedenen Signalen auf einer variablen Anzahl von Kanälen. Diese Flexibilität ist wichtig, um z. B. radiale Trajektorien zu erzeugen, die durch eine Überlagerung zweier sinusförmiger Signale entstehen (siehe Abbildung 2.5). Dabei wird gewährleistet, dass eine definierte maximale Ausgangsamplitude für jeden Ausgabekanal nicht überschritten wird. Nach der Initialisierung des Signalgenerators können Amplituden und Phasen der einzelnen Signale auf den unterschiedlichen Kanälen unabhängig voneinander verändert werden, was die Regelung des Sendesignals vereinfacht.

Plötzliche Spannungsänderungen auf der Sendespule können zu Spannungsabfällen und Überschwingen im Sendesignal führen (siehe Abbildung 3.2). Beim Anlegen eines neuen Signals bzw. der plötzlichen Änderung von Amplitude und Phase des Sendesignals kommt es zu diesen Signalsprüngen im Ausgangssignal. Der Signalgenerator kann derartig konfiguriert werden, dass keine plötzlichen Amplituden- oder Phasenwechsel auftreten. Die Änderung einer Signalamplitude wird schrittweise vollzogen, indem das diskrete Ausgabesignal x_n im Zeitbereich mit einer Sigmoidfunktion s_n über N Zeitschritte multipliziert wird

$$y_n = x_n \cdot s_n,\; n \in \{0, \ldots, N-1\}\,. \tag{3.1}$$

Die Sigmoidfunktion nähert die neue Amplitude bis auf z. B. $p = 99{,}9\,\%$ an

$$s_n = \alpha + \beta \cdot \left(1 + e^{-\tau(p)\cdot\left(\frac{1}{2}-\frac{n}{N}\right)}\right)^{-1},\; \tau(p) = \log\left(\frac{1}{p} - 1\right),\, 0 < p < 1\,. \tag{3.2}$$

Dabei beschreibt $\tau(p)$ die Steilheit der Sigmoidfunktion. α und β sind abhängig vom Verhältnis der neuen und alten Amplitude und skalieren bzw. verschieben die Sigmoidfunktion entsprechend. Abbildung 3.2 verdeutlicht die Auswirkung dieser Operation. Eine Phasenänderung wird durch eine schrittweise Verdopplung einzelner Ausgabesamples oder durch das Auslassen einzelner Samples erreicht. Beide Operationen werden innerhalb einer variablen Zeit bzw. in einer beliebigen Anzahl von Abtastpunkten N ausgeführt, die dem Signalgenerator übergeben wird. Die einzige Beschränkung dabei ist, dass die

Zeit ein ganzzahliges Vielfaches der Periodendauer des Signals sein muss.

Die Regelung des frequenzabhängigen Ausgabesignals

$$S(f) = A(f) \cdot e^{i\phi(f)} \tag{3.3}$$

über das Feedbacksignal erfolgt über iteratives Lernen (ILC, *englisch: iterative learning control*). Das Eingangssignal wird über mindestens eine Periode betrachtet und Amplitude und Phase für jede Anregungsfrequenz f per Fouriertransformation bestimmt. In der n-ten Iteration wird aus den Ist-Werten $(A(f)^n_{\mathrm{R}}, \phi(f)^n_{\mathrm{R}})$ und dem Soll $(A(f)^n_{\mathrm{I}}, \phi(f)^n_{\mathrm{I}})$ die Abweichung $(A(f)^n_{\mathrm{E}}, \phi(f)^n_{\mathrm{E}})$, $\phi(f)^n_{\mathrm{E}} \in [-\pi, \pi)$ berechnet. Die Ausgabe $(A(f)^{n+1}_{\mathrm{A}}, \phi(f)^{n+1}_{\mathrm{A}})$ in der nächsten Iteration $n + 1$ wird entsprechend korrigiert. Für ein MPS- bzw. MPI-System mit einer Sendespule s gilt

$$S(f)^{n+1}_s = S(f)^n_s + A(f)^n_{\mathrm{E}_s}/p(f)_A \cdot e^{i\cdot(\phi(f)^n_{\mathrm{E}_s} - p(f)_\phi)} \tag{3.4}$$

wobei $p(f)_A$ das Verhältnis von Ausgangsspannung der I/O-Karte und Messsignalamplitude auf dem Feedbackpfad bzw. $p(f)_\phi$ deren Phasendifferenz ist. Beides kann beim Einschalten des Systems oder beim Beginn einer Messung bestimmt werden (siehe Kapitel 3.2). Der Index s beschreibt die Spule, auf der das Signal ausgegeben bzw. aufgenommen wird.

Sofern ein MPS- oder MPI-System mehrere Sendespulen aufweist, kann es zu einer Signalkopplung zwischen den Sendespulen kommen (siehe Abbildung 3.3). Eine Sendespule induziert eine Spannung in den anderen Sendespulen, sodass die Trajektorie der FFR verzerrt wird. Das Verhältnis zwischen einem gesendeten Signal auf der Spule c und der Kopplung in Spule s wird bei der anfänglichen Kalibrierung mitbestimmt und durch $(p(f)_{A_{c\to s}}, p(f)_{\phi_{c\to s}})$ ausgedrückt. Bei der Berechnung neuer Ausgabewerte $(A(f)^{n+1}_{\mathrm{A}_s}, \phi(f)^{n+1}_{\mathrm{A}_s})$ auf der Sendespule s in der Iteration $n+1$ muss diese Kopplung berücksichtigt werden. Analog zu $(p(f)_{A_{c\to s}}, p(f)_{\phi_{c\to s}})$ bezeichnet $(p(f)_{A_{s\to s}}, p(f)_{\phi_{s\to s}})$ das Verhältnis von Ausgangsspannung und Messsignalamplitude auf dem Feedbackpfad und deren Phasendifferenz ohne Signalkopplung für die Spule s ($p(f)_A$ und $p(f)_\phi$ in (3.4)).

Bei einem System mit M Sendespulen wird die Kopplung von den Sendespulen $c, c \neq s$ in Sendespule s durch

$$S^{C}(f)_{s}^{n+1} = S(f)_{s}^{n+1} + \sum_{c=1,\, c\neq s}^{M} A(f)_{\mathrm{A}_c}^{n+1} \cdot \frac{p(f)_{A_{c\to c}}}{p(f)_{A_{c\to s}}} \cdot e^{i\left(\phi(f)_{\mathrm{A}_c}^{n+1} + p(f)_{\phi_{c\to c}} - p(f)_{\phi_{c\to s}} + \pi\right)} \tag{3.5}$$

berücksichtigt. Das eingekoppelte Signal wird abgeschätzt und ein um π phasenverschobenes Ausgabesignal erzeugt, um eine Auslöschung des eingekoppelten Signals zu erreichen. Die Amplitude und Phase des neuen Sendesignals auf der Spule s, $S^{C}(f)_{s}^{n+1}$, werden dem Signalgenerator übergeben.
Die Hauptbibliothek zur Steuerungslogik umfasst öffentliche Funktionen und Interfaces und dient der Verschaltung und Steuerung der einzelnen Hardware-Komponenten. Nachfolgend werden Beispiele der Funktionalität dieser Bibliothek genannt. Die Trajektorienfrequenz (siehe (2.12)) einer Messsequenz wird berechnet und die I/O-Karten werden entsprechend konfiguriert. Alle Hardwarekomponenten werden initialisiert, Sicherheitsparameter gesetzt und die Temperatur des Systems kontinuierlich auf kritische Werte überprüft. Anhand der von der Datenverwaltung eingelesenen Kalibrierwerte werden die Feldparameter für eine Messsequenz in Spannungswerte konvertiert und der Regelung der I/O-Karten übergeben. Die Steuerungslogik umfasst sowohl das Starten und Stoppen einer Messung durch Setzen der Triggersignale für die I/O-Karten als auch eine vollständige Messfunktion, die kompatibel für alle MPS- bzw. MPI-Systeme ist, die mit dieser Software gesteuert werden. Basierend auf vorkonfigurierten Sicherheitsparametern und Benutzereingaben kann ein Messvorgang pausiert oder gestoppt werden. Des Weiteren umfasst die Steuerungslogik auch die Vorverarbeitung von Messdaten. Dies beinhaltet die zeitliche Sortierung der einzelnen Abtastpunkte der Empfangskanäle und eine Mittelung der Daten. Die vorverarbeiteten Daten werden dann der Datenverwaltung übergeben. Die Kalibrierfunktionen für MPS- bzw. MPI-Systeme, die in Kapitel 3.2 beschrieben sind, sind auch in der Steuerungslogik implementiert. Ein Interface ermöglicht die Kommunikation mit einer optionalen GUI (graphische Benutzeroberfläche, *englisch: graphical user interface*).

Datenverwaltung

Die Datenverwaltung implementiert die Speicherung, das Einlesen und die Bereitstellung von Mess- und Kalibrierdaten. Dafür wurde das HDF5-Format gewählt, ein hierarchisches Datenformat, das insbesondere für wissenschaftliche Anwendungen entwickelt wurde [Man.8]. Basierend auf dem HDF5-Format steht neben eigenen Formaten auch das MDF (Magnetic Particle Imaging Data Format) in der Version 2.0.0 zur Verfügung [E60].

Die Datenverwaltung definiert das Format von Messdaten innerhalb der Software eines MPS- bzw. MPI-Systems. Basierend auf der Definition einer Einzelmessung ist auch die Verwaltung einer Messung mit mehreren Messdatenframes definiert, was auch Systemmatrixmessungen umfasst. Um die Messdaten für unterschiedliche Implementierungen von z. B. Rekonstruktionsalgorithmen nutzbar zu machen, implementiert sie die Konvertierung zwischen verschiedenen Datenformaten wie der Eigen-Bibliothek [Man.9], der Boost Multi-Array-Bibliothek [Man.7] und Vektoren aus der Standardklasse von C++ [Man.4].

Als abgeschlossene Funktionalitätseinheiten übernimmt die Datenverwaltung die Transformation zwischen Zeit- und Frequenzraum über ein FFTW-Interface [Man.6, 22], die Korrektur von Messdaten mit der Transferfunktion des Empfangskanals sowie den Hintergrundabzug mit einer Leermessung (siehe Kapitel 3.2). Die Datenverwaltung ist der Anknüpfungspunkt für die Rekonstruktion von Messdaten. Eine optionale Bibliothek, die z. B. den Kaczmarz-Algorithmus [44] beinhaltet, kann von der Datenverwaltung aus aufgerufen werden.

Graphische Oberfläche

Die Oberfläche der Software ist entweder ein Kommandozeilenprogramm oder eine GUI. Die GUI ist als eigene Bibliothek implementiert und für die Steuerung eines Systems optional, da sie auf dem Kommandozeilenprogramm aufsetzt.

Die GUI implementiert die Darstellung von Daten aus der Datenverwaltung. Dafür wird eine in der Datenverwaltung definierte Messung von der Steuerungslogik in der GUI registriert. Die GUI fordert dann, solange die Messung nicht abgeschlossen ist, fertig aufbereitete Daten von der Datenverwaltung zur Visualisierung an.

Des Weiteren kann die GUI Kommandos an die Steuerungslogik übergeben. Dies können sowohl Messparameter wie z. B. die Anregungsfeldstärke sein, aber auch das Ein- und Ausschalten von Hardwarekomponenten oder der Beginn einer Messung. Die Eingaben werden der Steuerungslogik in einer Warteschlange übergeben, die konsekutiv abgearbeitet wird. Somit können mehrere Messungen über die GUI vorkonfiguriert werden, die dann von der Steuerungslogik selbständig abgearbeitet werden.

3.3.2 Applikation

Jedes MPS- bzw. MPI-System wird durch eine Softwareapplikation repräsentiert, die die zentrale Klasse der Steuerungslogik implementiert. Die Applikation konfiguriert die Steuerungslogik nach den Bedürfnissen des Messaufbaus. Einerseits ist für jeden Aufbau eine Konfigurationsdatei verfügbar, die eingelesen wird. Andererseits sind sicherheitskritische Parameter hartkodiert, wenn sie nicht durch den Benutzer geändert werden dürfen.

Die Konfiguration umfasst die Definition der Hardwarekomponenten wie z. B. die Anzahl der Sende- und Empfangskanäle, die Anzahl der Gleichstromquellen oder das Vorhandensein einer Temperaturkontrolle. Des Weiteren werden die maximalen Sendeamplituden, die möglichen Messsequenzen und Anregungsfrequenzen für das MPS- bzw. MPI-System und die geforderte Genauigkeit der Regelung bestimmt.

Die Applikation konfiguriert ebenso die Kalibrierskripte, die in der Steuerungslogik implementiert sind. Auch wenn das grundsätzliche Verfahren zur Kalibrierung der unterschiedlichen Systeme gleich ist, so unterscheiden sich z. B. die Kalibrierspulen, die für die Berechnung der Magnetfelder verwendet werden.

Die Messaufbauten unterscheiden sich bzgl. ihrer Funktionalität. Jedes System unterstützt die Messfunktion, die in der Steuerungslogik implementiert ist. Darüber hinaus ermöglichen die verschiedenen Systeme spezielle Messungen wie z. B. die Aufnahme einer herkömmlichen oder hybriden Systemmatrix (siehe Kapitel 3.4). Diese Funktionalitäten sind in den Applikationen implementiert.

3.4 Anwendung an Messaufbauten

Die in Kapitel 3.3 beschriebene Software wurde gemäß der Charakterisierung einer Software in Kapitel 3.2 für Systeme, die auf der MPI-Technologie basieren, implementiert. Dabei wurde ein grundsätzlicher Aufgabenkatalog zusammengestellt, der den Betrieb eines Systems, das die MPI-Technologie nutzt, ermöglicht. Die beschriebene Software wurde für MPS-Systeme und MPI-Systeme am IMT (Institut für Medizintechnik der Universität zu Lübeck) implementiert, ist jedoch nicht auf diese beschränkt. In Abbildung 3.1 wurde gezeigt, welche Komponenten durch eine Software steuerbar sein können. Die vorgestellte Implementierung umfasst weder die Anpassung der Verstärkung des LNA (III.c) noch die Konfiguration des Sendefilters (I.c) oder die Heizung bzw. Kühlung der Impedanzanpassung (I.d).
Die aktuelle Software unterstützt eine Auswahl von IO-Karten der X3-Serie des Herstellers Innovative Integration (Kalifornien, USA). In den MPI- und MPS-Systemen des IMT werden die X3-25M [Man.12], die X3-A4D4 [Man.13], die X3-10M [Man.11] und die X3-Timing [Man.14] verwendet. Die X3-25M verfügt über zwei DAC und zwei ADC und ist damit für den Betrieb von MPS- und MPI-Systemen mit einer Sendespule, einem Empfangskanal und einem Feedbackpfad geeignet. Die X3-A4D4 eignet sich für den Betrieb von multidimensionalen Systemen, da sie vier DAC und vier ADC zur Verfügung stellt. Die Empfangskarte X3-10M hat acht ADC und eignet sich für den gleichzeitigen Betrieb mit der X3-A4D4. Die X3-Timing-Karte synchronisiert mehrere I/O-Karten, die in einem MPI-System bzw. MPS verwendet werden. Sie stellt einerseits den gemeinsamen Taktgeber zur Verfügung und gibt den I/O-Karten die Triggersignale vor. Für die Steuerung anderer Systeme ist unter Umständen die Erweiterung der Implementierung auf andere I/O-Kartensysteme notwendig.
Im Folgenden werden die Messaufbauten am IMT vorgestellt, die mit der beschriebenen Software gesteuert werden.

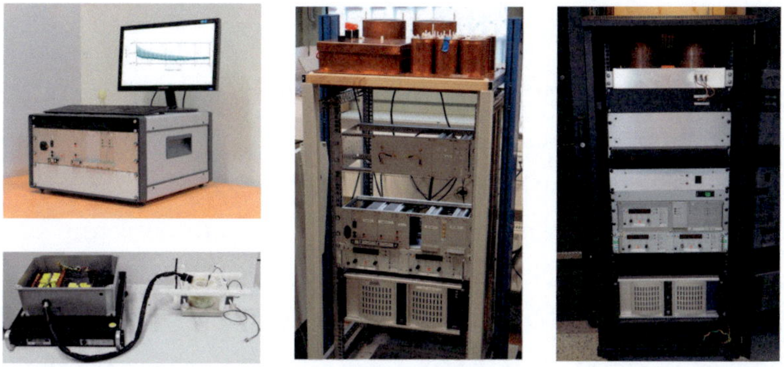

Abbildung 3.6: Übersicht über Magnet-Partikel-Spektrometer (MPS), die mit der implementierten Software betrieben werden. Mit dem 1D-MPS CHIMPS (Compact Highly Integrated Magnetic Particle Spectrometer) werden Partikelproben auf ihre MPI-Kompabilität geprüft (oben links). INSPECT (*In situ*-Spectrometer) ermöglicht die Überwachung der Partikelsynthese und kann diese optimieren (unten links). Das 2D-MPS TAPAS (Trajectory Analysis Particle Spectrometer) ermöglicht multidimensionale Anregung von Partikelproben und erweitert das Spektrum der Möglichkeiten von MPS-Messungen erheblich (mittig). Mit FUSSY-AMPS (Fully Spatial System Analyser using Magnetic Particle Spectrometry) können Partikelproben in allen drei Raumrichtungen angeregt und magnetische Offsetfelder überlagert werden (rechts). FUSSY-AMPS erlaubt die effiziente Aufnahme von hybriden Systemmatrizen in allen Raumdimensionen.

3.4.1 Spektrometrie

Magnet-Partikel-Spektrometer oder -Spektroskope (MPS) nutzen die MPI-Technologie, unterscheiden sich aber von einem MPI-System, da sie kein Selektionsfeld $\mathbf{H}_\mathrm{S}(\mathbf{r})$ aufweisen. Damit gibt es keine Möglichkeit zur Ortskodierung. MPI-Systeme, bei denen das Selektionsfeld ausgeschaltet wird $\mathrm{H}_\mathrm{S}(\mathbf{r}) = 0$, verhalten sich wie Spektrometer. Das Messfeld wird durch die Empfangs- und Sendespulen definiert. Das bedeutet auch, dass die Information, die man aus dem Empfangssignal eines MPS gewinnt, nulldimensional ist. Die Begriffe eines multidimensionalen MPS oder eindimensionalen MPS bezeichnen daher nicht den Informationsgehalt der Messdaten, sondern beschreiben das System hinsichtlich des Anregungsfeldes, das es erzeugen kann. Ein 1D-MPS hat eine Sendespule und kann daher ein homogenes Magnetfeld in eine Ortsrichtung erzeugen. Multidimensionale MPS regen die Partikel im Messfeld aus unterschiedlichen Raumrichtungen an.

CHIMPS

Das Compact Highly Integrated Magnetic Particle Spectrometer (CHIMPS) ist ein MPS mit eindimensionaler Anregung. Es ist in Abbildung 3.6 abgebildet. Mit CHIMPS kann eine Partikelprobe auf ihre grundsätzliche MPI-Kompatibilität geprüft werden. Es dient zur Analyse des Amplituden- und Phasenspektrums sowie der Hysteresekurve einer Probe unter Verwendung eines eindimensionalen Anregungsfeldes. Mit seinem kompakten Design findet CHIMPS im Syntheselabor Einsatz, wo Partikel direkt nach der Herstellung überprüft werden können.
Als I/O-Karte wird eine X3-25M verwendet. CHIMPS generiert ein magnetisches Wechselfeld von bis zu $25\,\mathrm{mT}$ bei einer Anregungsfrequenz von $25\,\mathrm{kHz}$. Mit dem MPS CHIMPS konnte die grundsätzliche Funktionsfähigkeit der Software gezeigt werden. Ein Anregungssignal mit einer Frequenz von $25\,\mathrm{kHz}$ und variabler Amplitude sowie Phase kann erzeugt bzw. über den Feedbackpfad eingeregelt werden. Ein Partikelsignal kann gemessen, mit der Transferfunktion des Empfangspfades korrigiert und innerhalb der Software über das Zeitsignal, Amplituden- und Phasenspektrum sowie die Magnetisierungskurve visualisiert werden.

INSPECT

Ein *In situ*-Spectrometer (INSPECT, siehe Abbildung 3.6) dient zur Analyse von Partikeln während ihrer Synthese [E73, E61]. Die Synthese findet im Messvolumen des Spektrometers statt. Durch die Überprüfung der Partikel auf ihre MPI-Kompabilität während der Synthese können die Syntheseparameter optimiert werden.
INSPECT ist wie CHIMPS ein eindimensionales MPS, das eine X3-25M verwendet. Es generiert ein Feld von bis zu $10\,\mathrm{mT}$ bei einer Frequenz von $23\,\mathrm{kHz}$. Mit INSPECT konnte gezeigt werden, dass eine Partikelprobe während der Synthese kontinuierlich und in definierten Zeitschritten gemessen und analysiert werden kann.

TAPAS

Multidimensionale MPS ermöglichen ein neues Spektrum von MPS-Messungen. Partikel reagieren verschieden bei unterschiedlichen Feldsequenzen [E4, 28]. Daher können Ergebnisse, die aus Messungen mit 1D-MPS gewonnen werden, nicht ohne Weiteres auf das Partikelverhalten in einem MPI-System mit multidimensionaler Anregung übertragen werden. Multidimensionale MPS schließen diese Lücke.

Das Trajectory Analysis Particle Spectrometer (TAPAS) ist ein 2D-MPS. Aufgrund der Komplexität der Hardware eines multidimensionalen Systems ist es größer als z. B. CHIMPS (siehe Abbildung 3.6). Als 2D-MPS kann TAPAS Partikel im Messfeld multidimensional anregen. Auch wenn TAPAS keine FFR hat und daher die FFR nicht über ein Messfeld verschieben kann, reagieren die Partikel im Messvolumen dennoch auf die multidimensionale Magnetisierungsänderung wie in einem MPI-System mit Selektionsfeld.

Das Prinzip von multidimensionalen Spektrometern und der Aufbau von TAPAS sind ausführlich in [E51, E53, 35] beschrieben. TAPAS ermöglicht das Erzeugen von verschiedenen zweidimensionalen Lissajoustrajektorien sowie von radialen und spiralen Trajektorien (siehe Abbildung 2.5). Mit Hilfe von Gleichstromquellen wird ein magnetisches Offsetfeld generiert. Damit ist die Emulation eines Ortspunktes in einem Gradientenfeld möglich [E5, 36]. Das magnetische Offsetfeld gleicht einem Fokusfeld in einer MPI-Bildgebungseinheit.

Bei TAPAS synchronisiert eine X3-Timing-Karte eine X3-A4D4, die für die Sende- und Feedbackpfade benutzt wird, und eine X3-10M, die an die Empfangskanäle angeschlossen ist. Die Gleichstromquellen können entweder digital oder analog programmiert werden [Man.10]. Bei TAPAS ist die analoge Programmierung für die Gleichstromquelle auf einem Kanal (y) realisiert. Dabei wird der Gleichstromquelle eine zum Sendesignal synchronisierte Abfolge von Stufen gesendet, um Offsetfelder schnell zu wechseln. Mit dieser Methode wird die effiziente Aufnahme von hybriden Systemmatrizen möglich (siehe Kapitel 4.3) [E23].

Mit TAPAS wurde das multidimensionale Verhalten von immobilisierten Partikeln untersucht [E4]. Die Detektionsgrenze mit der MPI-Technologie wurde in den Pikogrammbereich verschoben [E24]. Hybride Systemmatrizen wurden aufgenommen und evaluiert [E5]. Die räumliche Auflösung von Partikeln wurde anhand von hybriden Daten evaluiert [E63, E27] und das systemische Verhalten von Partikelmischungen gemessen [E14].

FUSSY-AMPS

Der Fully Spatial System Analyser using Magnetic Particle Spectrometry (FUSSY-AMPS) ist ein 3D-MPS und kann dreidimensionale Feldsequenzen generieren, die auch in kommerziell verfügbaren MPI-Systemen verwendet werden [E21]. Bei der Erzeugung multidimensionaler Feldsequenzen ist die Kopplung zwischen den Sendespulen von besonderer Bedeutung [E12, E13]. Insbesondere für die Aufnahme einer hybriden Systemmatrix muss die Kopplung der in einer MPI-Bildgebungseinheit gleichen.

FUSSY-AMPS verfügt über Gleichstromquellen, die ein magnetisches Offsetfeld auf allen drei Sendespulen generieren können. Alle Gleichstromquellen werden analog programmiert. Dies eröffnet die Möglichkeit, hybride Systemmatrizen sehr effizient für alle drei Raumdimensionen zu messen (siehe Kapitel 4.4). Da für die Programmierung der Gleichstromquellen drei weitere Ausgangskanäle zusätzlich zu den drei Kanälen für den Sendepfad gebraucht werden, unterscheidet sich die I/O-Kartenkonfiguration von der von TAPAS. Eine X3-Timing synchronisiert zwei X3-A4D4 und eine X3-10M-Karte.

Eine hybride Systemmatrix mit Anregungs- und Offsetfeldern in allen drei Raumrichtungen wurde mit FUSSY-AMPS gemessen (siehe Kapitel 4.4) [E2]. Auf dem hybriden Ansatz basierend wurden auch Phantome in 2D emuliert und MPI-Parameter wie Ortsauflösung, Feldsequenzen und Rekonstruktionstechniken analysiert (siehe Kapitel 6) [E3]. Die Programmierung der Gleichstromquellen bzw. die Offsetfelderzeugung erfolgt synchron zur Anregungsfeldgenerierung und erlaubt die Emulation von hybriden, dynamischen Phantomen. In [E3] konnte anhand eines hybriden, dynamischen Phantoms gezeigt werden, dass die Zeitauflösung bei MPI durch eine Änderung der Rekonstruktionstechnik verdoppelt werden kann.

3.4.2 Bildgebung

Die in Kapitel 3.3 vorgestellte Software wurde erfolgreich an ein- und multidimensionalen MPS getestet. Die Software ist konzipiert, um an MPS- und MPI-Systemen gleichermaßen eingesetzt zu werden. Im Folgenden wird eine Auswahl der MPI-Systeme vorgestellt, die von der implementierten Software angesteuert werden. Während die MPI-Bildgebungseinheit SELMA (Sentinel Lymph Node Scanner for Mamma Carcinoma) ihren Namen durch die medizinische Zielapplikation erhalten hat, tragen die MPI-Systeme Herkules und Kolibri Namen, die das Entwicklungsteam zur besseren Unterscheidbarkeit der Systeme gewählt hat.

SELMA

Der Sentinel Lymph Node Scanner for Mamma Carcinoma (SELMA) verfügt über eine innovative Spulengeometrie, die einen unbegrenzten Zugang zum Patienten ermöglicht (siehe Abbildung 3.7). SELMA wurde für die Lokalisation des Wächterlymphknotens in der Achsel in einem Brustkrebsszenario konzipiert. Der Wächterlymphknoten muss hier unter Umständen entfernt werden, um die Streuung der Krebszellen untersuchen zu können [32, 34].
Zwei konzentrische Sendespulen mit unterschiedlich gepoltem Gleichstrom erzeugen jeweils einen FFP oberhalb und unterhalb der Spulen. Der FFP unterhalb der Spulen ist aber nicht von Bedeutung, da das Messfeld sich nur oberhalb der Spulen befindet. Diese offene Spulengeometrie ermöglicht neben dem freien Zugang zum Messfeld, dass ein beliebig großes Objekt bzw. Patient auf den Sendespulen platziert werden kann.
Die Verschiebung des FFPs senkrecht zur Oberfläche der Sendespulen (x-Richtung) ermöglicht eindimensionale Bildgebung und wird mit einer Wechselspannung auf einer der benannten Spulen realisiert [33, 67]. Nach der Installation weiterer Sende- und Empfangsspulen und der Umstellung auf die vorgestellte Software konnten zunächst 2D-Ebenen [E56, E25, E57] und später auch statische und dynamische Partikelverteilungen in 3D-Volumina [E9, E58] gemessen werden.
Ähnlich wie bei TAPAS synchronisiert eine X3-Timing-Karte eine X3-A4D4 und eine X3-10M. Somit können drei verschiedene Wechelspannungen auf

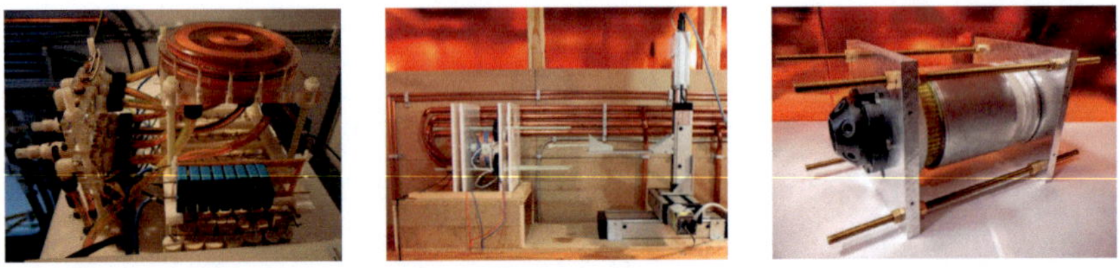

Abbildung 3.7: Übersicht über MPI-Systeme, die mit der implementierten Software betrieben werden. SELMA (Sentinel Lymph Node Scanner for Mamma Carcinoma) ist eine 3D-MPI-Bildgebungseinheit mit einer einseitigen Spulengeometrie (links) und ermöglicht einen unbegrenzten Zugang zum Patienten. Beim MPI-System Herkules wird eine FFL elektromagnetisch translatiert und mit 50 Hz rotiert (mittig). 1D-Projektionssignale werden gemessen und 2D-Bilder rekonstruiert. Die FFL vom MPI-System Kolibri wird mechanisch rotiert, was die Reduktion auf ein innovatives einkanaliges MPI-System ermöglicht (rechts). Auch hier werden 2D-Bilder aus 1D-Projektionssignalen rekonstruiert. In Kombination mit einem Vorschub eines Phantoms können auch Volumina visualisiert werden.

den Sendespulen erzeugt, das entsprechende Feedbacksignal analysiert und das Messsignal von drei Empfangsspulen bzw. Empfangsspulenpaaren aufgenommen werden. Des Weiteren werden zur Erzeugung des Gradientenfeldes zwei Gleichstromquellen digital programmiert. Ein Messroboter wird für die Aufnahme von Systemmatrizen angesteuert.

Für die Rekonstruktion der Messdaten wurden Systemmatrizen gemessen. Gleichzeitig wurde die Linearität der Signalintensität bildgestützt untersucht [E46]. Aufgrund der besonderen Spulengeometrie ist das Selektionsfeld stark inhomogen [67], was die Rekonstruktion von unterabgetasteten Systemmatrizen erschwert [E15, E72].

Herkules

Im MPI-System Herkules (siehe Abbildung 3.7) wird eine FFL durch die Kombination von Permanent- und Elektromagneten generiert. Ein Anregungsfeld mit einer Frequenz von 25 kHz translatiert die FFL über das Messfeld und ermöglicht die Aufnahme von 1D-Projektionssignalen, die über den X-Space-Ansatz zu 1D-Projektionsbildern rekonstruiert werden (siehe Kapitel 2.2.2) [6]. Nach der Anordnung mehrerer 1D-Projektionsbilder in ein Sinogramm kann über das Fourier-Slice-Theorem ein 2D-Bild rekonstruiert werden [49].

Um die Ausrichtung der FFL im Messfeld zu drehen und unter verschiedenen Winkeln zu translatieren, werden das Gradienten- und Anregungsfeld jeweils über zwei orthogonale Spulenpaare erzeugt. Das bedeutet, dass das Anregungsfeld durch zwei Sendekanäle generiert wird, auf denen jeweils ein 25-kHz-Signal ausgegeben wird. Die Amplitude der Signale ist abhängig vom Raumwinkel der FFL (siehe Abbildung 3.8).

Die für die Generierung der FFL verwendeten Gleichstromquellen können digital oder analog programmiert werden. Bei der digitalen Programmierung wird die FFL statisch ausgerichtet. Unter verschiedenen Winkeln werden sequentiell 1D-Projektionssignale gemessen und rekonstruiert, um ein 2D-Bild aufzunehmen. Die analoge Programmierung der Gleichstromquellen ermöglicht eine kontinuierliche Drehung der FFL mit 50 Hz [E43, E29]. Die Amplituden der 25-kHz-Signale werden dabei moduliert, um die Translation der FFL zu ihrer Ausrichtung zu synchronisieren. Die Modulation des Anregungsfeldes erfolgt über die Addition zweier Sinussignale, die um die Modulationsfrequenz verschoben werden (siehe Abbildung 2.5).

Beim MPI-System Herkules werden im Falle der analogen Programmierung der Gleichstromquellen vier Sendekanäle benötigt. Dafür wird eine X3-A4D4-Karte eingesetzt, die über eine X3-Timing mit einer X3-10M für die beiden Empfangskanäle synchronisiert ist.

Kolibri

Kolibri ist ein innovatives einkanaliges MPI-System, bei dem die FFL mechanisch rotiert wird (siehe Abbildung 3.7). Die mechanische Rotation einer FFL wurde erstmals in [E66, E67] vorgestellt und im MPI-System Kolibri mit einer innovativen Feldgeometrie verknüpft [E30]. Die mechanische Drehung der gesamten Gantry ermöglicht, dass Kolibri eindimensionale Projektionssignale unter verschiedenen Winkeln misst, aus denen ein 2D-Bild rekonstruiert werden kann. Die Kombination dieses Verfahrens mit einem mechanischen Vorschub der Probe erlaubt die Messung von 3D-Volumina.

Durch die Feldgeometrie von Kolibri werden ein Sende- sowie ein Feedback- und ein Empfangskanal benötigt. Da das Anregungs-FOV kleiner als das geometrisch mögliche Messfeld ist, ist die Installation eines Fokusfeldes vorgesehen. Das Fokusfeld erfordert einen zusätzlichen Sende- und möglicherweise auch Feedbackpfad. Daher wird für den Betrieb der Kolibri eine X3-A4D4-Karte

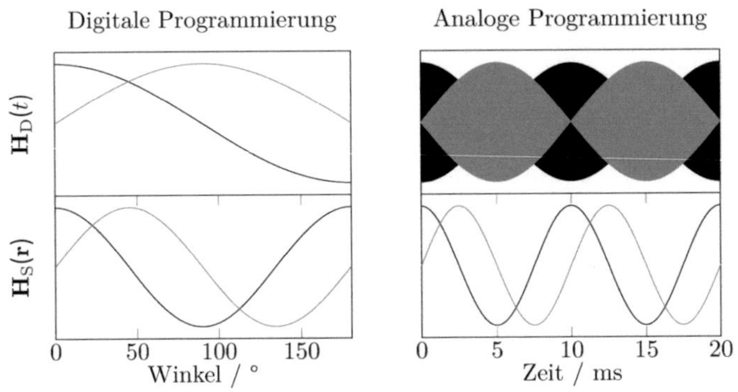

Abbildung 3.8: Signalgenerierung im FFL-MPI-System Herkules. Das Anregungs- und Gradientenfeld wird jeweils durch zwei orthogonale Spulenpaare generiert. Die FFL wird durch Gleichstromquellen erzeugt, die digital oder analog programmiert werden können. Im Falle der digitalen Programmierung (links) werden sequentielle Messungen unter verschiedenen Winkeln durchgeführt. Üblicherweise wird der Winkel der FFL insgesamt nur um einen Halbkreis ($180°$) gedreht, da die Messsignale aus dem zweiten Halbkreis redundante Information beinhalten. Die Abbildungen zeigen die Amplituden der $25\ \mathrm{kHz}$-Anregungssignale bzw. die Stromstärken, die für $\mathbf{H}_\mathrm{D}(t)$ und $\mathbf{H}_\mathrm{S}(\mathbf{r})$ ausgegeben werden. Für eine kontinuierliche Drehung der FFL werden die Gleichstromquellen analog programmiert (rechts). Die FFL wird mit einer Frequenz von $50\ \mathrm{Hz}$ rotiert (unten). Entsprechend werden die Amplituden der 25-kHz-Anregungssignale moduliert (oben).

benötigt. Die X3-A4D4-Karte verfügt über mehrere DIO-Kanäle, die für die Steuerung des Motors zur Rotation der Gantry sowie zur Signalaufnahme eines optischen Encoders für die Winkelmessung der Gantry verwendet werden (siehe Kapitel 4.5).

Ein erstes 3D-Bild konnte mit Kolibri durch schrittweise Rotation des Phantoms und gleichzeitigen Vorschub aufgenommen werden [E62, E66, E30]. Die kontinuierliche Drehung der Gantry wurde realisiert und dynamische 2D-Bilder rekonstruiert [E8]. Dabei wurden erstmals FFL-Projektionsdaten mit einer hybriden Systemmatrix in 1D-Projektionsbilder rekonstruiert (siehe Kapitel 4.5).

4 Multidimensionale hybride Systemmatrizen

Ein Verfahren, um die Ortsverteilung der Partikel bei MPI in ein Bild zu rekonstruieren, ist die systemmatrixbasierte Rekonstruktion. Im Kapitel 2.2.1 wurde die herkömmliche Aufnahme einer Systemmatrix vorgestellt. In Kapitel 2.3 wurden die Probleme bei der Aufnahme und Verwendung einer Systemmatrix erläutert. Dabei wurden als Hauptaspekte die lange Messzeit und der Kompromiss zwischen der Diskretisierung der gemessenen Ortspunkte sowie dem SNR benannt.

In diesem Kapitel wird ein alternatives Verfahren für die Aufnahme einer Systemmatrix vorgestellt und evaluiert. Dabei wird die Systemmatrix nicht in der Bildgebungseinheit selbst, sondern in einem separaten Gerät gemessen, das die Magnetfeldgeometrie der Bildgebungseinheit emuliert. Zur Unterscheidung von klassischen Systemmatrizen werden diese Systemmatrizen als hybrid bezeichnet. Mit einer hybriden Systemmatrix wird die Zeit, in der die Bildgebungseinheit aufgrund des Kalibriervorgangs nicht messen kann, vernachlässigbar gering. Des Weiteren ist das SNR einer hybriden Systemmatrix üblicherweise höher als das einer herkömmlichen Systemmatrix, da die gemessene Partikelmenge unabhängig von der Voxelgröße der Systemmatrix ist. Da im dedizierten Messaufbau das Messfeld nicht größer sein muss als die Partikelprobe, können die Empfangsspulen sehr nah an der Probe sein, was einen positiven Einfluss auf das SNR hat. Da das SNR wiederum einen großen Einfluss auf den Erfolg der Bildrekonstruktion hat, zeigen mit einer hybriden Systemmatrix rekonstruierte Bilder potenziell eine höhere Ortsauflösung und weniger Rekonstruktionsartefakte.

Teile dieses Kapitels wurden in Fachzeitschriften [E2, E5] sowie in Konferenzbeiträgen [E8, E53] veröffentlicht.

4.1 Einleitung

Aus dem MPI-Empfangssignal kann ein Bild rekonstruiert werden, das die Verteilung der Partikel im Messfeld visualisiert. Die Rekonstruktion kann im Frequenzraum mit einer Systemmatrix erfolgen, die an festgelegten Ortspunkten aufgenommen wird [50, 64]. Die Systemmatrix kodiert sowohl die Partikelcharakteristika als auch das MPI-System mitsamt aller Imperfektionen.

Dazu gehören z. B. die Sensitivitätsprofile der Empfangsspulen und die Feldinhomogenitäten des Selektions- und Anregungsfeldes. Da die Systemmatrix üblicherweise eine schlechte Kondition hat, bedarf die Rekonstruktion einer Regularisierung. Zwar konnten auch schon mit einem automatisch bestimmten Regularisierungsfaktor λ gute Rekonstruktionsergebnisse erzielt werden [E25], doch wird dieser häufig manuell bestimmt.

Die zentralen Herausforderungen bei der Aufnahme einer Systemmatrix sind die lange Messzeit, die Diskretisierung des Messfeldes sowie das SNR der Systemmatrix.

Es wurde gezeigt, dass Compressed Sensing die Aufnahmezeit von Systemmatrizen reduzieren kann [16, E7, E1, E10, 51, 82, E72]. Es kann ausreichen, nur 10 % der Ortspunkte aufzunehmen und die vollständige Systemmatrix aus diesem unterabgetasteten Datensatz mit einem geringen Fehler zu rekonstruieren. Auch wenn Compressed Sensing die Aufnahmezeit der einzelnen Systemmatrix reduzieren kann, wäre eine klinische MPI Bildgebungseinheit lange durch die Aufnahme aller nötigen Systemmatrizen blockiert (siehe Kapitel 2.3.1).

Eine Möglichkeit, dieses Problem zu umgehen, ist die Simulation von Systemmatrizen [47]. Die Simulationszeit kann vernachlässigt werden, da die Simulation unabhängig von der MPI-Bildgebungseinheit erfolgt. Des Weiteren überzeugt eine simulierte Systemmatrix durch eine beliebige Ortsdiskretisierung und ein sehr hohes SNR. Verschiedene Formulierungen wurden für das Partikelverhalten in multidimensionalen Magnetfeldern gefunden [28, 86]. Jedoch bilden die verwendeten Partikelmodelle die Signalantwort ungenügend nach, sodass noch keine vergleichbare Bildrekonstruktion wie mit einer herkömmlichen Systemmatrix möglich war.

Eine weitere Alternative zur Messung von Systemmatrizen wurde 2011 vorgestellt [29]. In diesem hybriden Ansatz wird das Partikelverhalten zwar in einem magnetischen Wechselfeld, jedoch in einem separaten System, einem MPS, gemessen. Das statische Gradientenfeld der MPI-Bildgebungseinheit wird durch eine Reihe verschiedener magnetischer Offsetfelder nachgebildet. 2011 konnten erstmals 1D-Messdaten erfolgreich mit einer hybriden Systemmatrix aus einem 1D-MPS in ein Bild rekonstruiert werden [36].

Ein ähnlicher Ansatz wurde 2012 vorgestellt [40]. Hier wurde die Systemmatrix zwar in der MPI-Bildgebungseinheit selbst aufgenommen, aber die Partikelprobe blieb am gleichen Ort, während Fokusfelder eingesetzt wurden, um die Ortsverschiebung zu simulieren. Damit konnte die Aufnahmezeit der Systemmatrix um ein Drittel reduziert werden. Durch die Verwendung dedizierter Empfangsspulen konnte das SNR der Systemmatrixmessung verbessert werden [41].

Mehrdimensionale MPS [E21, E51, E23] erweitern die spektrometrischen Möglichkeiten für MPI erheblich. TAPAS und FUSSY-AMPS (siehe Kapitel 3.4.1) können homogene mehrdimensionale Anregungsfelder in der Probenkammer erzeugen. Zusätzlich werden mehrdimensionale Offsetfelder generiert, die ein magnetisches Gradientenfeld in mehreren Raumrichtungen emulieren.

In diesem Kapitel wird die Aufnahme von multidimensionalen hybriden Systemmatrizen vorgestellt. Es werden sowohl hybride 2D- als auch 3D-Systemmatrizen gemessen und Systemmatrizen gegenübergestellt, die in einer MPI-Bildgebungseinheit aufgenommen wurden. Die Systemmatrixmessungen werden hinsichtlich ihrer Messdauer und ihres SNR verglichen.

Die Empfangssignale von in der MPI-Bildgebungseinheit gemessenen Phantomen werden mit den hybriden Systemmatrizen rekonstruiert und die Bilder auf ihre Qualität bezüglich Ortsauflösung, SNR und Rekonstruktionsartefakte überprüft.

Hybride Rekonstruktionsstrategien können auch bei FFL-MPI-Systemen angewendet werden, bei denen bisher häufig X-Space-Rekonstruktionen in Kombination mit dem Fourier-Slice-Theorem verwendet wurden. Die rekonstruierten Projektionsmessungen eines FFL-MPI-Systems können in einem Sinogramm angeordnet werden. Die Rekonstruktion der 1D-Projektionsbilder in ein 2D-Bild kann dann über das Fourier-Slice-Theorem erfolgen [49]. In dieser Arbeit wird erstmals eine hybride 1D-Systemmatrix zur Rekonstruktion von 1D-FFL-Projektionsmessungen verwendet. Die rekonstruierten Projektionsbilder werden äquivalent in einem Sinogramm angeordnet und in ein 2D-Bild rekonstruiert.

4.2 Aufnahme einer hybriden Systemmatrix

Für die Aufnahme einer Systemmatrix wird das FOV in N Voxel diskretisiert. In einer MPI-Bildgebungseinheit wird eine punktförmige oder rechteckige Partikelprobe zu jedem dieser Voxel gefahren und dort gemessen. Nach der Messung wird die Partikelprobe z. B. von einem Roboter zum nächsten Voxel gefahren (siehe Abbildung 4.1). Die Einstellungen für das Anregungsfeld und das Selektionsfeld bleiben bei den N Messungen konstant. Auch wenn die einzelne Messung durch die schnelle Repetitionszeit des Anregungsfeldes nur wenige Millisekunden dauert, muss die Bewegungszeit des Roboters in der Größenordnung von einer Sekunde hinzugerechnet werden. Die Gesamtaufnahmezeit für eine Systemmatrix in allen Raumrichtungen dauert mehrere Stunden oder sogar Tage, abhängig von der Anzahl der Mittelungen des Empfangsssignals. Wie in Kapitel 2.3 beschrieben worden ist, bedeutet dies für ein klinisches MPI-System, dass es eine lange Zeit nicht für Messungen am Patienten zur Verfügung steht. Eine weitere Beschränkung bei der Aufnahme einer Systemmatrix in einer MPI-Bildgebungseinheit ist die Abhängigkeit von SNR und Voxelgröße. Die Partikelprobe sollte möglichst groß sein, um ein gutes SNR der Systemmatrix zu gewährleisten. Andererseits limitiert dies die Feinheit der Ortsdiskretisierung, da die Partikelprobe nicht größer als ein Voxel sein sollte. Eine Verringerung der Gradientenfeldstärke für die Systemmatrixaufnahme kann diese Abhängigkeit zwar auflösen [E52, E22], führt jedoch zu anderen Schwierigkeiten wie z. B. erhöhten Feldinhomogenitäten.

Wie in Abbildung 4.1 dargestellt, unterscheiden sich die Aufnahmen von hybriden und klassischen Systemmatrizen. Eine hybride Systemmatrix wird in einem separaten Gerät gemessen, z. B. in einem MPS. Mehrdimensionale MPS wie z. B. TAPAS oder FUSSY-AMPS können die gleichen Anregungsfelder wie MPI-Bildgebungseinheiten erzeugen und damit die gleiche Partikelantwort provozieren. Während in der MPI-Bildgebungseinheit die Ortsposition der Partikelprobe durch eine Roboterbewegung verändert wird, bleibt die Partikelprobe im MPS an der gleichen Stelle in der Messkammer. Die verschiedenen Ortspositionen werden im MPS emuliert, indem durch Gleichströme magnetische Offsetfelder erzeugt werden, die mit den Ortspositionen in der MPI-Bildgebungseinheit korrespondieren.

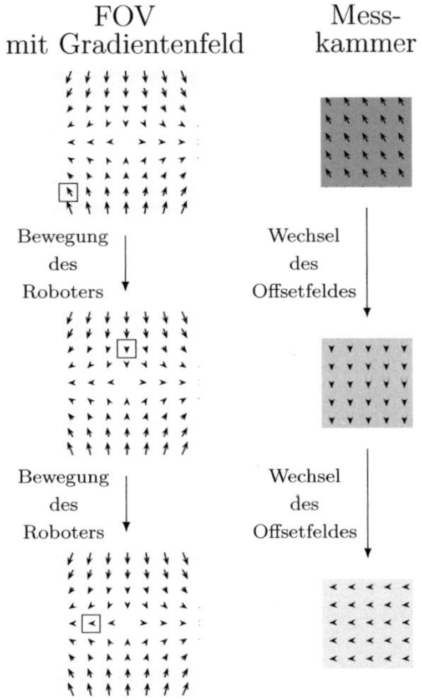

Abbildung 4.1: Schema einer Systemmatrixaufnahme in einer MPI-Bildgebungseinheit (links) und in einem MPS (rechts). In der MPI-Bildgebungseinheit wird die Partikelprobe von einem Roboter von Voxel zu Voxel bewegt. Es gibt einen Kompromiss zwischen dem SNR der Systemmatrixmessungen und der Diskretisierung des FOV. Das SNR steigt mit einer größeren Partikelprobe, die aber die Ortsauflösung mindert. Ein Voxel deckt einen Bereich des Gradientenfeldes ab, sodass es auch innerhalb eines Voxels einen Magnetfeldverlauf gibt. Aufgrund der Roboterbewegung dauert die Aufnahme eines Voxels ohne Signalmittelung mehr als eine Sekunde. Im MPS (rechts) wird die Abhängigkeit von SNR und Ortsauflösung aufgelöst. Die applizierten magnetischen Offsetfelder in der ganzen Messkammer emulieren ein infinitesimales Volumen in der MPI-Bildgebungseinheit. Eine größere Partikelprobe in der Messkammer erhöht das SNR, reduziert aber nicht die Ortsauflösung. Die magnetischen Offsetfelder können im Vergleich zur Roboterbewegung schneller verändert werden. Ohne Signalmittelung können mehrere Hundert Voxel pro Sekunde im MPS aufgenommen werden.

Diese Herangehensweise hat zwei Vorteile: Einerseits deckt die Partikelprobe in der MPI-Bildgebungseinheit einen Bereich des Gradientenfeldes ab. Die Partikel werden also innerhalb eines Voxels verschiedenen Feldsequenzen ausgesetzt. Das empfangene Partikelsignal ist die Summe der Einzelsignale zu diesen verschiedenen Feldsequenzen. Bei der Aufnahme einer hybriden Systemmatrix emuliert die Messkammer des MPS ein infinitesimales Volumen des Messfeldes der MPI-Bildgebungseinheit (siehe Abbildung 4.1). Sowohl das magnetische Offsetfeld als auch das Anregungsfeld ist für alle Partikel in der Messkammer gleich.
Andererseits kann damit sowohl ein hohes SNR als auch eine sehr hohe Diskretisierung des FOV erreicht werden. Die Abhängigkeit zwischen SNR und Diskretisierung wird aufgelöst. Des Weiteren können die Gleichströme auf den Sendespulen sehr schnell verändert werden. Da keine Roboterbewegung für den Wechsel der Ortspunkte nötig ist, sinkt die Aufnahmezeit pro Voxel vom Sekunden- in den Millisekundenbereich. Die Schaltgeschwindigkeit der Gleichstromquellen ist für den Wechsel der simulierten Ortspositionen limitierend, ermöglicht aber bis zu mehrere Hundert Messungen pro Sekunde.
Das SNR im MPS ist aufgrund der geringen Distanz zwischen Messkammer und Empfangsspulen sehr hoch. Es kann für die Aufnahme einer hybriden Systemmatrix noch verbessert werden, indem das Volumen der Partikelprobe vergrößert wird. Da die ganze Messkammer einen infinitesimalen Ortspunkt simuliert, wird die Ortsauflösung der Systemmatrix damit nicht begrenzt (siehe Kapitel 2.3).

4.3 Hybride 2D-Systemmatrix

Das MPS TAPAS (siehe Kapitel 3.4.1) kann zweidimensionale magnetische Wechselfelder und Offsetfelder generieren [E51, E23]. TAPAS verfügt über die gleichen Anregungsfrequenzen, die der kommerziell erhältliche Bruker-Scanner (MPI System 25/20FF, Bruker BioSpin, Ettlingen, Deutschland) in der x- und y-Richtung sendet. Damit gleicht die Feldsequenz in TAPAS der im Bruker-Scanner in der xy-Ebene. Die zweidimensionalen Offsetfelder von TAPAS emulieren das Gradientenfeld vom Bruker-Scanner innerhalb dieser Ebene. Durch die Kombination der gleichen Feldsequenz mit der Emulation

des Gradientenfeldes kann eine hybride 2D-Systemmatrix für die xy-Ebene des Bruker-Scanners aufgenommen werden.
In diesem Unterkapitel werden hybride 2D-Systemmatrizen aufgenommen und mit einer im Bruker-Scanner akquirierten und korrespondierenden Matrix verglichen. Anhand von Systemfunktionen wird das SNR der beiden Systemmatrizen untersucht und die unterschiedlichen Aufnahmezeiten diskutiert. Des Weiteren wird untersucht, ob eine höhere Diskretisierung des FOV eine Auswirkung auf die Güte der Systemmatrix hat.
Ein Auflösungsphantom wird im Bruker-Scanner gemessen und mit den unterschiedlichen Systemmatrizen rekonstruiert. Es wird untersucht, ob die Rekonstruktion mit einer hybriden Systemmatrix das SNR des rekonstruierten Bildes und dessen Ortsauflösung verbessert.

4.3.1 Systemmatrizen

Messungen

Als erstes wurden mit dem Bruker-Scanner mehrere Systemmatrizen aufgenommen. Die Anregungsfeldamplituden in der x- und y-Richtung wurden auf $14\,\mathrm{mT}$ und die Gradientenfeldstärke in x und y auf $1{,}12\,\mathrm{T\,m^{-1}}$ eingestellt. Das $25\,\mathrm{mm} \times 25\,\mathrm{mm}$ große FOV wurden in 25×25 Pixel diskretisiert. Ein Pixel ist somit $1\,\mathrm{mm} \times 1\,\mathrm{mm}$ groß. Eine $1\,\mu\mathrm{l}$ große Partikelprobe von unverdünntem Resovist wurde für die Systemmatrixaufnahme verwendet. Die Systemmatrizen unterscheiden sich in der Anzahl der Mittelungen des Empfangssignals. Dieses wurde $[1, 10, 100, 1000, 10000]$fach gemittelt, um Systemmatrizen mit unterschiedlichem SNR aufzunehmen (siehe Abbildung 4.2).
Danach wurden hybride Systemmatrizen mit TAPAS aufgenommen. Die Anregungsfeldamplituden wurden wie im Bruker-Scanner auf $14\,\mathrm{mT}$ eingestellt. Da das FOV im Bruker-Scanner um den FFP zentriert war, lagen die Grenzen bei $25\,\mathrm{mm} \cdot 1{,}12\,\mathrm{T\,m^{-1}} = 28\,\mathrm{mT} \rightarrow [-14\,\mathrm{mT}, 14\,\mathrm{mT}]$ sowohl in der x- als auch y-Richtung. Das statische Gradientenfeld innerhalb des FOV wurde als linear angenommen. Dazu korrespondierend wurden die Offsetfelder von TAPAS so eingestellt, dass in äquidistanten Schritten 25×25 Ortspunkte im Bereich von $[-14\,\mathrm{mT}, 14\,\mathrm{mT}]$ emuliert wurden. Es wurde eine weitere hybride Systemmatrix mit einer Diskretisierung von 75×75 Ortspunkten

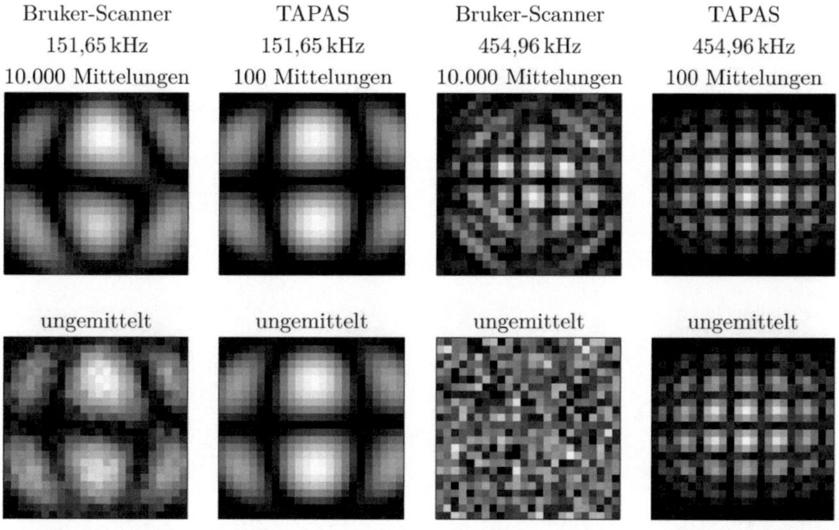

Abbildung 4.2: Systemfunktionen, die mit dem Bruker-Scanner und mit TAPAS aufgenommen wurden. Das FOV hat wurde in 25×25 Pixel diskretisiert. Die Anzahl der Mittelungen hat einen großen Einfluss auf die Systemfunktionen, die mit dem Bruker-Scanner aufgenommen wurden. Hohe Frequenzkomponenten sind hier bei einer geringen Anzahl von Mittelungen stark verrauscht. Aufgrund des hohen SNR von TAPAS verbessert sich der visuelle Eindruck der Systemfunktionen nicht durch eine hohe Anzahl von Mittelungen.

innerhalb der gleichen Offsetfeldgrenzen aufgenommen. Die Partikelprobe bestand aus $10\,\mu$l unverdünntem Resovist. Auch hier wurden mehrere Datensätze mit unterschiedlichen Mittelungsanzahlen des Empfangssignals $[1, 10, 100]$ aufgenommen (siehe Abbildungen 4.2 und 4.3).
Die Systemmatrizen mit einer Diskretisierung von 25×25 Pixeln wurden auf ein Gitter von 75×75 hochinterpoliert, um den Einfluss einer hohen Diskretisierung auf die Ortsauflösung zu untersuchen (siehe Abbildungen 4.3 und 4.4).

Ergebnisse

Die Abbildungen 4.2, 4.3 und 4.4 zeigen den Absolutbetrag von einzelnen gemessenen Systemfunktionen. Die Signalqualität der hybriden Systemmatrizen übertrifft die Qualität der Systemmatrizen, die im Bruker-Scanner aufgenommen wurden. Sogar eine Systemmatrixaufnahme im Bruker-Scanner mit 10.000 Signalmittelungen ist rauschbehaftet. Mit steigendem Frequenzindex und geringerer Anzahl von Mittelungen werden diese Artefakte größer (siehe

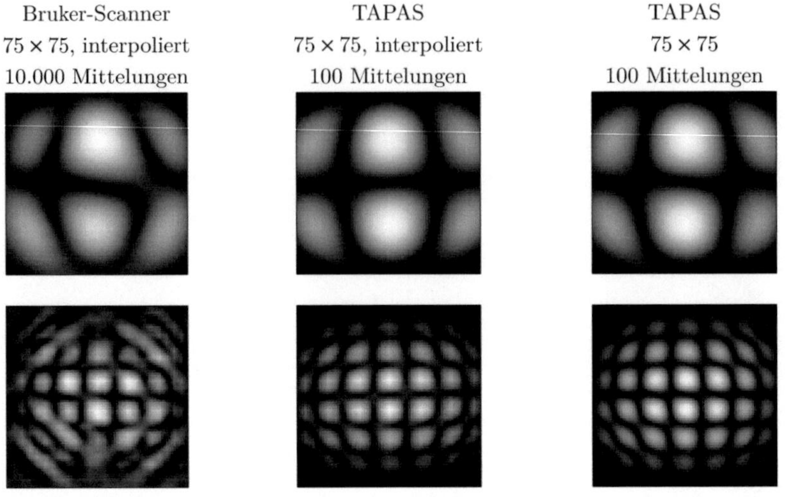

Abbildung 4.3: Systemfunktionen bei 151,65 kHz (oben) und 454,96 kHz (unten), die mit dem Bruker-Scanner und TAPAS aufgenommen wurden. Die Systemfunktionen in der linken und mittleren Spalte wurden mit einer Diskretisierung von 25×25 Pixeln aufgenommen. Danach wurden sie linear auf ein höheres Gitter von 75×75 Pixel interpoliert. Obwohl die Interpolationsergebnisse mit der direkten Aufnahme auf dem höheren Gitter (rechte Spalte) vergleichbar sind, kann man das ursprüngliche Diskretisierungsgitter von 25×25 Pixeln noch erkennen.

Abbildung 4.2). Im Vergleich dazu hat die Anzahl der Mittelungen keinen sichtbaren Einfluss auf die Signalqualität der hybriden Systemfunktionen, die mit TAPAS aufgenommen wurden.

Die Aufnahmezeiten der hybriden Systemmatrizen lagen für die unterschiedlichen Signalmittelungen zwischen 8 und 25 Minuten bei einer Diskretisierung von 25×25 Pixeln. Bei gleicher Diskretisierung dauerte die Aufnahme mit dem Bruker-Scanner 14 Minuten ohne Signalmittelungen und 85 Minuten mit 10.000 Mittelungen. Die hybriden Systemmatrizen mit einer Diskretisierung von 75×75 Pixeln wurden innerhalb von 12 Minuten ohne Mittelung bzw. 30 Minuten mit 100 Signalmittelungen aufgenommen. Die Aufnahmezeit für eine Systemmatrix gleicher Diskretisierung im Bruker-Scanner betrüge ca. 122 Minuten ohne Signalmittelung. Die Messzeit für eine hybride Systemmatrix mit TAPAS ist durch die fehlende Roboterbewegung wesentlich kürzer als im Bruker-Scanner. Dieser Effekt wird sogar noch dadurch verstärkt, dass das SNR einer gering gemittelten Messung in TAPAS das einer hoch gemittelten Messung im Bruker-Scanner übersteigt. Mit TAPAS kann eine Systemmatrix mit hohem SNR in weniger als 30 % der Zeit als im Bruker-Scanner aufgenom-

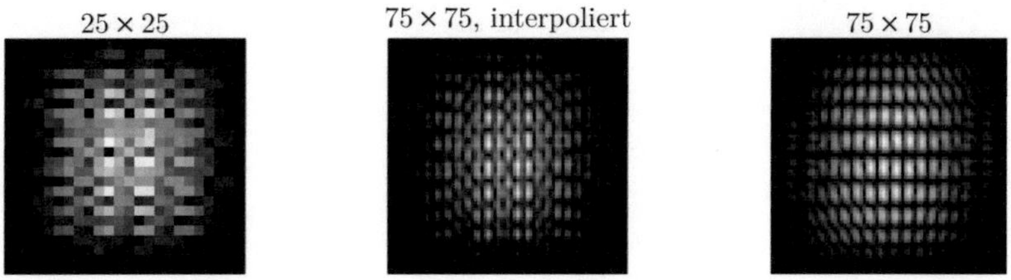

Abbildung 4.4: Systemfunktionen bei $1{,}07\,\mathrm{MHz}$, die mit TAPAS und einer Diskretisierung des FOV mit 25×25 (links) und 75×75 Pixeln (rechts) aufgenommen wurden. Die Systemfunktion mit geringer Diskretisierung wurde linear auf das höhere Gitter interpoliert. Bei dieser hohen Frequenzkomponente stimmt das Interpolationsergebnis nicht mehr mit der höher aufgelösten Systemfunktion überein. Die Systemfunktion, die mit 75×75 Pixeln aufgenommen wurde, löst feine Strukturen auf, die in der geringer diskretisierten Systemfunktion und der hochinterpolierten Systemfunktion nicht erkennbar sind.

men werden (25 Minuten gegenüber 85 Minuten für eine Systemmatrix mit 25×25 Pixeln).

Die Aufnahmezeit hybrider Systemmatrizen in TAPAS kann sogar noch beschleunigt werden. Wie in Kapitel 3.4.1 erläutert, wird die analoge Programmierung der Gleichstromquellen bei TAPAS nur für einen der Sendepfade benutzt. Damit ist es möglich, eine Systemmatrix halblinienweise schnell aufzunehmen. Wenn auch die Gleichstromquelle für den zweiten Sendepfad analog programmiert wird, könnten ganze Quadranten schnell akquiriert werden. So könnte eine hybride Systemmatrix mit 75×75 Pixeln ohne Signalmittelung in 1,5 Minuten aufgenommen werden.

Die Systemfunktion in Abbildung 4.2 wurden linear auf ein höheres Gitter interpoliert (siehe Abbildung 4.3). Auch wenn die hochinterpolierten Systemfunktionen bei kleinen Frequenzkomponenten visuell solchen gleichen, die direkt auf einem feineren Gitter aufgenommen wurden, können gravierende Unterschiede bei hohen Frequenzkomponenten festgestellt werden (siehe Abbildung 4.4). Mit größerer Frequenzkomponente werden die Strukturen innerhalb einer Systemfunktion feiner und dichter. Wenn eine Systemmatrix auf einem gering diskretisierten Gitter aufgenommen wird, dann können diese Strukturen nicht mehr aufgelöst werden. Auch eine lineare Interpolation auf ein feineres Gitter verbessert nicht die Auflösung der Strukturen.

4.3.2 Phantomdaten

Messungen

Es wurde ein Auflösungsphantom konstruiert, das aus zwei Zylindern mit einem Innendurchmesser von $0{,}7\,\mathrm{mm}$ und variablem Abstand zueinander besteht. Die Zylinder wurden mit unverdünntem Resovist gefüllt. Mit einem Abstand der Zylinderzentren von $15\,\mathrm{mm}$ wurde das Phantom im Bruker-Scanner gemessen. Die Gradientenfeldstärke und Anregungsfeldamplituden wurden wie bei der Systemmatrixmessung auf $1{,}12\,\mathrm{T\,m^{-1}}$ bzw. $14\,\mathrm{mT}$ eingestellt. Das Empfangssignal wurde 50.000 Mal gemittelt. Der Abstand der Zylinderzentren wurde in Schritten von $1\,\mathrm{mm}$ bis zu einer Minimaldistanz von $3\,\mathrm{mm}$ verringert. Da nach jeder Messung das Phantom aus dem Bruker-Scanner entfernt wurde, um die Zylinder zu versetzen, variiert die Position der Zylinder in den rekonstruierten Bildern.

Um die im Bruker-Scanner gemessenen Phantomdaten mit den hybriden Systemmatrizen rekonstruieren zu können, muss die Transferfunktion zwischen beiden Systemen appliziert werden. Für diesen Datensatz wurde die Transferfunktion der Systeme geschätzt (siehe Kapitel 5.3.1).

Ergebnisse

Abbildung 4.5 zeigt eine Auswahl der Rekonstruktionsergebnisse, die mit der Systemmatrix aus dem Bruker-Scanner und der hybriden Systemmatrix aus TAPAS gewonnen wurden. Die verwendeten Systemmatrizen haben eine Diskretisierung von 25×25 Pixeln. Die beiden Zylinder des Phantoms haben auf den gezeigten Bildern einen Abstand von 3 bis $6\,\mathrm{mm}$ zueinander. Während die Zylinder mit einem Abstand von 5 und $6\,\mathrm{mm}$ gut voneinander getrennt sind, reicht die Ortsauflösung der Systemmatrizen nicht aus, um die Zylinder mit kleinerem Abstand vollständig voneinander zu trennen.

Der gleiche Datensatz wurde mit der hybriden Systemmatrix rekonstruiert, die auf dem feineren Gitter mit 75×75 Pixeln aufgenommen wurde. Im gleichen Maße, wie das Gitter für die Systemmatrixaufnahme feiner ist, hat auch das rekonstruierte Bild ein feineres Gitter (siehe Abbildung 4.6). Des Weiteren

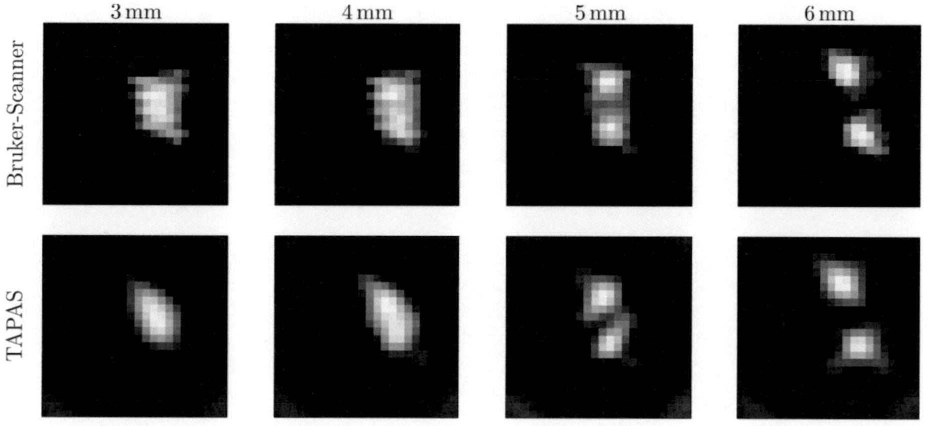

Abbildung 4.5: Rekonstruktionsergebnisse der gemessenen Zylinder mit einer Distanz von 3 bis 6 mm zueinander. Für die Rekonstruktion wurden Systemmatrix der Auflösung 25×25 Pixel verwendet. Die oberen Bilder oben sind Rekonstruktionen mit einer Systemmatrix aus dem Bruker-Scanner. Die unteren Bilder wurden mit einer hybriden Systemmatrix aus TAPAS rekonstruiert. Bei der Rekonstruktion mit einer hybriden Systemmatrix sind die Rekonstruktionsartefakte um die Zylinder weniger prominent. Die Konturen der rekonstruierten Zylinder sind schärfer.

ermöglicht die Rekonstruktion mit einer örtlich hoch aufgelösten Systemmatrix eine verbesserte Ortsauflösung im rekonstruierten Bild. Im Gegensatz zu Abbildung 4.5 können auch die 3 mm entfernten Zylinder in Abbildung 4.6 voneinander getrennt werden.

Mit einer räumlich hoch diskretisierten Systemmatrix können bessere Rekonstruktionsergebnisse erzielt werden, als wenn die Systemmatrix lediglich auf ein feineres Gitter interpoliert wird. Auch wenn die interpolierten Systemfunktionen bei kleinen Frequenzkomponenten visuell keine Unterschiede aufweisen (siehe Abbildung 4.3), zeigen die Rekonstruktionsergebnisse in Abbildung 4.6 deutlich die Beschränkung der Interpolation. Bei der Rekonstruktion der Zylinder mit einem Abstand von nur 3 mm wird die runde Form der Zylinder verzerrt. Des Weiteren werden starke Artefakte rund um die Zylinder rekonstruiert.

Sowohl mit TAPAS als auch mit dem Bruker-Scanner wurden Systemmatrizen mit unterschiedlicher Anzahl von Signalmittelungen aufgenommen. Das SNR einer Messung steigt mit der Anzahl der Mittelungen und hat einen direkten Einfluss auf die Güte des rekonstruierten Bildes [46]. Abbildung 4.7 zeigt Rekonstruktionsergebnisse mit variierender Anzahl von Signalmittelungen bei

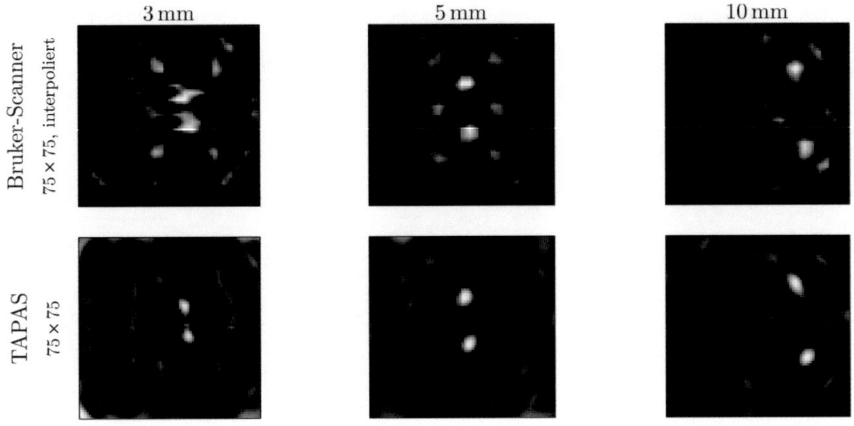

Abbildung 4.6: Rekonstruktionsergebnisse unter Verwendung von Systemmatrizen mit hoher Auflösung (75×75 Pixel). Die oberen Bilder wurden mit einer Systemmatrix rekonstruiert, die auf einem 25×25 Pixelgitter aufgenommen und linear auf ein feineres Gitter interpoliert wurde. Für die unteren Bilder wurde eine Systemmatrix verwendet, die mit einer hohen Diskretisierung gemessen wurde. Das Bild links unten wurde mit anderen Parametern rekonstruiert, da so bessere Rekonstruktionsergebnisse erzielt werden konnten. Die Zylinder mit der Minimaldistanz von $3\,\mathrm{mm}$ können nach der Rekonstruktion mit einer originär hochaufgelösten hybriden Systemmatrix klar voneinander getrennt werden. Die Interpolation einer niedrig diskretisierten Systemmatrix auf ein feineres Gitter verursacht Artefakte in den rekonstruierten Bildern.

den Systemmatrizen. Bei der Rekonstruktion mit Systemmatrizen, die mit dem Bruker-Scanner aufgenommen wurden, hat die Anzahl der Mittelungen einen großen Einfluss auf die Bildqualität. So wird die Form der rekonstruierten Zylinder mit steigender Mittelungsanzahl immer schärfer. Da das SNR in TAPAS auch ohne Signalmittelung sehr hoch ist, kann dieser Effekt bei der Rekonstruktion mit hybriden Systemmatrizen nur in geringem Maße beobachtet werden. Allerdings gibt es eine Verbesserung bzgl. des Hintergrundrauschens, wenn das Empfangssignal 10fach gemittelt wird. Des Weiteren wird die Form der rekonstruierten Zylinder bei 100 Mittelungen schärfer, wenn eine hybride Systemmatrix mit hoher Ortsdiskretisierung verwendet wird.

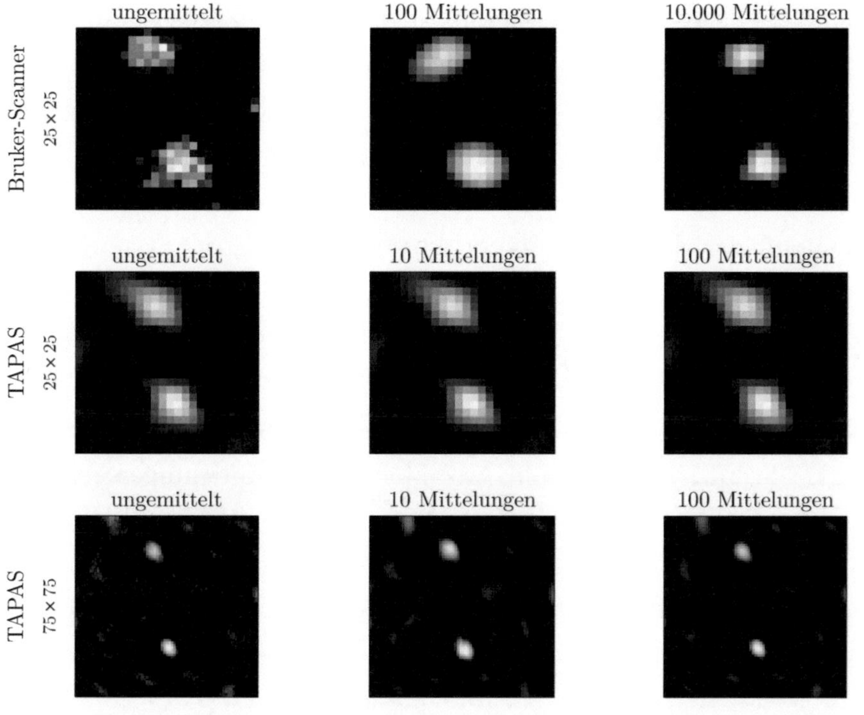

Abbildung 4.7: Rekonstruktionsergebnisse der gemessenen Zylinder mit einer Distanz von $13\,\mathrm{mm}$. Für die Rekonstruktion wurden Systemmatrizen verwendet, bei denen das Empfangssignal unterschiedlich oft gemittelt wurde um unterschiedliche SNR zu erzielen. Die Variation der Mittelungsanzahl für die Systemmatrix hat einen großen Effekt auf die rekonstruierten Bilder für Systemmatrizen aus dem Bruker-Scanner. Mit höherem SNR der Systemmatrix werden die Konturen der rekonstruieren Zylinder schärfer. Da die hybriden Systemmatrizen auch ohne Empfangssignalmittelung ein vergleichsweise hohes SNR aufweisen, ist der gleiche Effekt für die hybriden Systemmatrizen nicht zu beobachten, die mit der gleichen Ortsdiskretisierung aufgenommen wurden. Bei der Rekonstruktion mit hybriden Systemmatrizen, die auf einem feinen Gitter aufgenommen wurden, wird die Form der Zylinder mit steigender Mittelungsanzahl schärfer und das Hintergrundrauschen geringer.

4.3.3 Zusammenfassung und Diskussion

In diesem Unterkapitel wurde eine hybride 2D-Systemmatrix aufgenommen und mit einer klassischen Systemmatrix verglichen. Die Messzeiten für hybride Systemmatrizen in TAPAS sind bedeutend geringer als im Bruker-Scanner. Das SNR der hybriden Systemmatrizen übertrifft das SNR der Systemmatrizen aus dem Bruker-Scanner. Da die Messkammer von TAPAS ein infinitesimales Volumen des Bruker-Scanners simulieren kann, wird die Abhängigkeit von SNR und Ortsdiskretisierung aufgelöst. Eine hohe Ortsdiskretisierung ermöglicht die Auflösung von feinen Strukturen in den Systemfunktionen. Mit steigender Gradientenfeldstärke werden die Strukturen innerhalb der Systemfunktionen kleiner [62]. Daher sollte für die Aufnahme einer Systemmatrix mit hoher Gradientenfeldstärke das FOV sehr fein diskretisiert werden. Eine hohe Diskretisierung des FOV bedeutet eine hohe Ortsauflösung der Systemmatrix, was wiederum eine hohe Ortsauflösung im rekonstruierten Bild ermöglicht.

Im Bruker-Scanner hat eine hohe Anzahl von Signalmittelungen einen großen Effekt auf Messdaten. Aufgrund des hohen SNR in TAPAS hat eine große Anzahl von Signalmittelungen bei einer hybriden Systemmatrix nur einen kleinen positiven Effekt auf die Bildrekonstruktion von Messdaten, die im Bruker-Scanner gemessen wurden. Diese Beschränkung gilt so lange, bis das SNR der Messdaten aus der MPI-Bildgebungseinheit das des MPS übertrifft.

4.4 Hybride 3D-Systemmatrix

In Kapitel 4.3 konnte gezeigt werden, dass die Rekonstruktion einer zweidimensionalen Messung mit einer hybriden 2D-Systemmatrix nicht nur funktioniert, sondern auch vorteilhaft bzgl. des Bild-SNR und dessen Ortsauflösung ist. Viele MPI-Bildgebungseinheiten können nicht nur Ebenen, sondern auch Volumina abtasten. Dieses wird mit einem Anregungsfeld mit Ausdehnungen in alle drei Raumrichtungen erreicht. Die Rekonstruktion erfolgt mit einer 3D-Systemmatrix. Das MPS FUSSY-AMPS kann die gleichen dreidimensionalen Anregungsfelder wie der Bruker-Scanner, der auch in Kapitel 4.3 als MPI-Bildgebungseinheit-Referenz dient, erzeugen (siehe Kapitel 3.4.1) [E48, E21]. Des

Weiteren kann FUSSY-AMPS magnetische Offsetfelder in allen drei Raumrichtungen erzeugen und damit infinitesimale Volumina eines dreidimensionalen Gradientenfeldes emulieren.
In diesem Unterkapitel wird eine hybride 3D-Systemmatrix aufgenommen. Das Prinzip der Aufnahme ist in Kapitel 4.2 und Abbildung 4.1 beschrieben. Eine korrespondierende Systemmatrix wird im Bruker-Scanner gemessen. Die Systemmatrizen werden bzgl. ihrer Messzeit und ihres SNR verglichen.
Ein 3D-Phantom wird im Bruker-Scanner gemessen und sowohl mit der Systemmatrix aus dem Bruker-Scanner als auch mit der hybriden Systemmatrix rekonstruiert. Die Bildqualität der Rekonstruktionsergebnisse wird vergleichend untersucht.

4.4.1 Systemmatrizen

Messungen

Mit dem Bruker-Scanner wurde eine Systemmatrix mit dreidimensionaler Anregung aufgenommen. Die Anregungsfeldamplituden betrugen $12\,\mathrm{mT}$ in allen drei Anregungsrichtungen. Die Gradientenfeldstärke in z-Richtung wurde auf $1{,}2\,\mathrm{T\,m^{-1}}$ und in x- und y-Richtung auf $0{,}6\,\mathrm{T\,m^{-1}}$ eingestellt. Das Anregungs-FOV hatte eine Größe von $40\,\mathrm{mm} \times 40\,\mathrm{mm} \times 20\,\mathrm{mm}$. Ein Systemmatrix-FOV der Größe $46{,}67\,\mathrm{mm} \times 46{,}67\,\mathrm{mm} \times 23{,}33\,\mathrm{mm}$ wurde in $29 \times 29 \times 15$ Voxel diskretisiert. Der Overscan wurde einbezogen, um Rekonstruktionsartefakte von Partikeln außerhalb des FOV reduzieren zu können [84]. Eine $4\,\mu\mathrm{l}$ große Partikelprobe Perimag (micromod Partikeltechnologie GmbH, Rostock) wurde für die Aufnahme verwendet ($0{,}151\,\mathrm{mmol_{Fe}\,ml^{-1}}$, $8{,}5\,\mathrm{mg_{Fe}\,ml^{-1}}$). Das Empfangssignal wurde 200 Mal gemittelt.
Eine hybride Systemmatrix wurde in FUSSY-AMPS gemessen. Die Anregungsfeldamplituden wurden wie im Bruker-Scanner auf $12\,\mathrm{mT}$ eingestellt. Im Bruker-Scanner waren die Grenzen des FOV, das von der Systemmatrix abgedeckt wurde, $46{,}67\,\mathrm{mm} \cdot 0{,}6\,\mathrm{T\,m^{-1}} = 28\,\mathrm{mT} \rightarrow [-14\,\mathrm{mT}, 14\,\mathrm{mT}]$ in x- und y-Richtung bzw. $23{,}33\,\mathrm{mm} \cdot 1{,}2\,\mathrm{T\,m^{-1}} = 28\,\mathrm{mT} \rightarrow [-14\,\mathrm{mT}, 14\,\mathrm{mT}]$ in z-Richtung. In FUSSY-AMPS wurden die Offsetfelder im Bereich $[-14\,\mathrm{mT}, 14\,\mathrm{mT}]$ mit einer Schrittweite von $1\,\mathrm{mT}$ in x- und y-Richtung und $2\,\mathrm{mT}$ in z-Richtung variiert, was zu einer hybriden Systemmatrix der Größe $29 \times 29 \times 15$

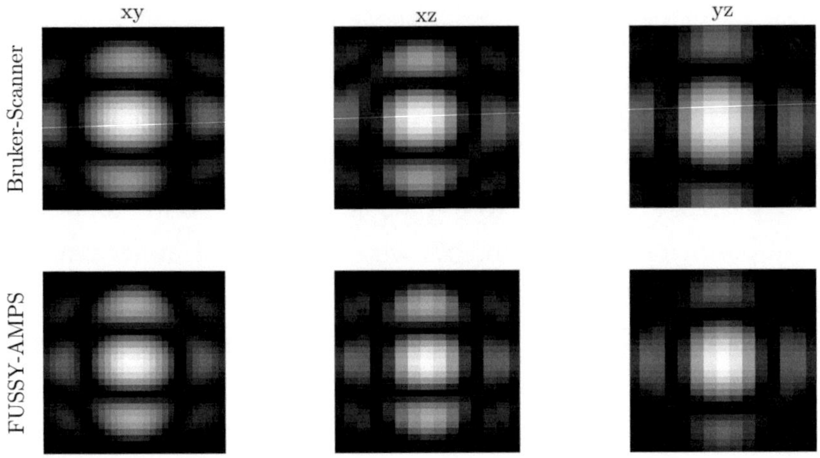

Abbildung 4.8: 3D-Systemfunktionen bei $176{,}12\,\mathrm{kHz}$, die mit dem Bruker-Scanner (oben) und mit FUSSY-AMPS (unten) aufgenommen wurden. Es werden die Nullebenen der xy-, xz- und yz-Richtungen gezeigt. Die Systemmatrizen wurden mit einer Diskretisierung von $29 \times 29 \times 15$ Voxeln aufgenommen. Die hybriden Systemfunktion und die des Bruker-Scanners zeigen die gleichen Strukturen bei $176{,}12\,\mathrm{kHz}$ mit nur wenigen Unterschieden. Die hybride Systemfunktion ist symmetrisch um den Nullpunkt. Verbindende Strukturen zwischen dem zweiten Wellenbergring in der xy-Ebene, die in der hybriden Systemfunktion in allen vier Quadranten identifiziert werden können, fehlen bei der Systemfunktion des Bruker-Scanners teilweise. Die xz- und yz-Ebene sind in der Systemfunktion des Bruker-Scanners leicht nach links (in z-Richtung) verschoben.

führt. Als Partikelprobe wurde Perimag ($60\,\mu\mathrm{l}$, $12{,}5\,\mathrm{mg/ml}$) verwendet. Das Empfangssignal wurde fünffach gemittelt.

Ergebnisse

Abbildung 4.8 zeigt den Absolutbetrag von Systemfunktionen bei $176{,}12\,\mathrm{kHz}$, die im Bruker-Scanner und in FUSSY-AMPS aufgenommen wurden. Es werden die Nullebenen für jede Raumrichtung gezeigt. Die xy-Ebene der Systemfunktion des Bruker-Scanners zeigt verbindende Strukturen zwischen den Wellenbergen nur teilweise, während sie bei der hybriden Systemfunktion überall ausgeprägt sind. Die Systemfunktion des Bruker-Scanners zeigt eine Verschiebung in z-Richtung in der xz- und yz-Ebene. Während die hybride Systemfunktion hier symmetrisch um den Nullpunkt ist, ist die Systemfunktion des Bruker-Scanners leicht nach links verschoben.

Abbildung 4.9 zeigt, dass das SNR der hybriden Systemmatrix höher ist als das SNR der im Bruker-Scanner gemessenen. Die errechneten SNR-Werte für die drei Systemfunktionen bei 348,34 kHz, 682,24 kHz und 876,88 kHz betragen 1727, 127 und 57 für die hybriden Systemfunktionen und 28, 3 und 1 für die Systemfunktionen des Bruker-Scanners. Außerhalb des Nulldurchgangs sind die Strukturen der Systemfunktionen schon bei 682,24 kHz verrauscht. Bei hohen Frequenzen (876,88 kHz) sind auch im Nulldurchgang keine Strukturen mehr in der Systemmatrix des Bruker-Scanners identifizierbar. In beiden Fällen zeigt die hybride Systemmatrix die Strukturen mit einem hohen SNR. Des Weiteren zeigen die hybriden Systemfunktionen bei 348,34 kHz und 682,24 kHz in der vertikalen Mittellinie in x- und y-Richtung sehr geringe Intensitätswerte. Diese separierende Struktur fehlt in den Systemfunktionen des Bruker-Scanners. In den Mittellinien können z. B. der Langevin-Theorie zufolge aufgrund des symmetrischen Anregungsfeldes Nullwerte erwartet werden. In einer realen Messung ist jedoch immer ein kleiner Signalanteil aufgrund kleiner magnetischer Offsetfelder wie dem Erdmagnetfeld zu erwarten, wie er in der hybriden Systemfunktion zu sehen ist.

Im Bruker-Scanner wurden $29 \cdot 29 \cdot 15 = 12615$ Voxel in 20 Stunden und 6 Minuten gemessen. Dabei wurde nach je 29 Voxeln der Hintergrund gemessen, sodass die Anzahl der Messungen auf 13.054 steigt. Eine Messung konnte durchschnittlich in 5,54 s aufgenommen werden. Durch die 200 Mittelungen entfallen davon 4,31 s auf die eigentliche Messung und 1,23 s auf die durchschnittliche Roboterbewegung. In FUSSY-AMPS wurden die 12.615 Voxel in 53 Minuten gemessen. 200 zusätzliche Hintergrundmessungen wurden in weniger als einer halben Minute Messzeit akquiriert. Die durchschnittliche Messzeit betrug damit 0,25 s pro Voxel und Hintergrundmessung. In dieser Zeit sind die tatsächliche Messung (0,11 s für ein fünffach gemitteltes Empfangssignal), das Umschalten der Gleichstromquellen (0,02 s), die Initialisierung des MPS und die Wartezeit für das Umschalten auf einen anderen Oktanten der hybriden Systemmatrix inbegriffen. Diese Totzeiten (Initialisierung und Wartezeit) resultieren in einem Zeitaufschlag von 0,12 s pro Voxel. Insgesamt betrachtet reduziert sich die durchschnittliche Messzeit pro Voxel um 96 %, wenn eine hybride Systemmatrix aufgenommen wird.

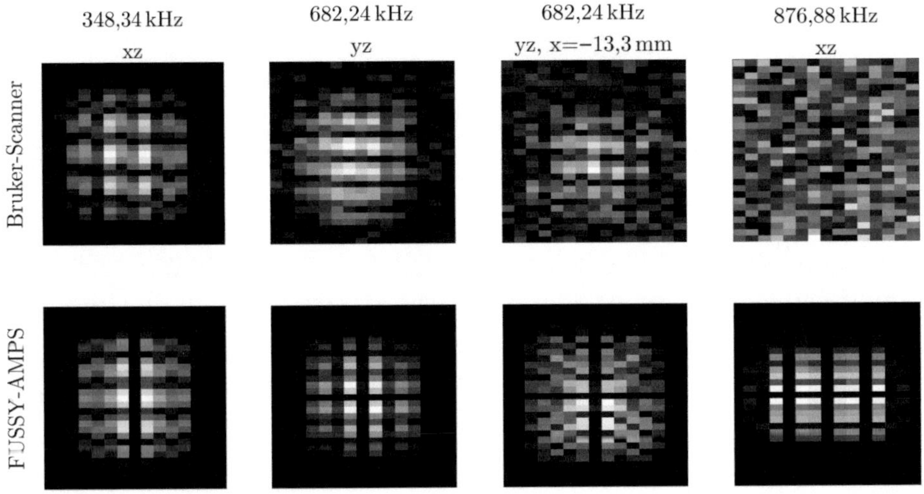

Abbildung 4.9: 3D-Systemfunktionen, die mit dem Bruker-Scanner (oben) und mit FUSSY-AMPS (unten) aufgenommen wurden. In der ersten, zweiten und vierten Spalte werden die Nullebenen in yz- bzw. xz-Richtung gezeigt. Das Empfangssignal wurde im Bruker-Scanner 200 mal und in FUSSY-AMPS fünfmal gemittelt. Schon bei 343,34 kHz (erste Spalte) wird deutlich, dass das SNR der hybriden Systemmatrix trotz der geringeren Signalmittelung höher ist. Die vertikale Mittellinie der hybriden Systemfunktion zeigt sehr kleine Intensitätswerte und passt zu den durch die z. B. Langevin-Theorie erwarteten Nullwerten im Zentrum der Systemfunktion. In der Systemfunktion des Bruker-Scanners sind hier große Intensitätswerte zu beobachten. Ein Grund können die Ausmaße der Partikelprobe sein, die größer als ein Voxel waren. Zusätzlich könnte die Partikelprobe im Messfeld des Bruker-Scanners nicht hinreichend zentriert worden sein. Der Effekt ist noch stärker bei höheren Frequenzkomponenten zu beobachten (zweite Spalte, 682,24 kHz). Bei 682,24 kHz ist das SNR der hybriden Systemfunktion deutlich höher und der Hintergrund der Systemfunktion aus dem Bruker-Scanner verrauscht. Außerhalb des Nulldurchgangs von x (dritte Spalte) ist die Systemfunktion des Bruker-Scanners stark verrauscht und Strukturen der Systemfunktion kaum zu erkennen. Die entsprechende Ebene der hybriden Systemfunktionen weist ein hohes SNR auf. Bei hohen Frequenzkomponenten (876,88 kHz, vierte Spalte) sind keine Strukturen mehr in der Systemfunktion, die im Bruker-Scanner aufgenommen wurde, zu erkennen. Die entsprechende hybride Systemfunktion zeigt immer noch ein gutes SNR.

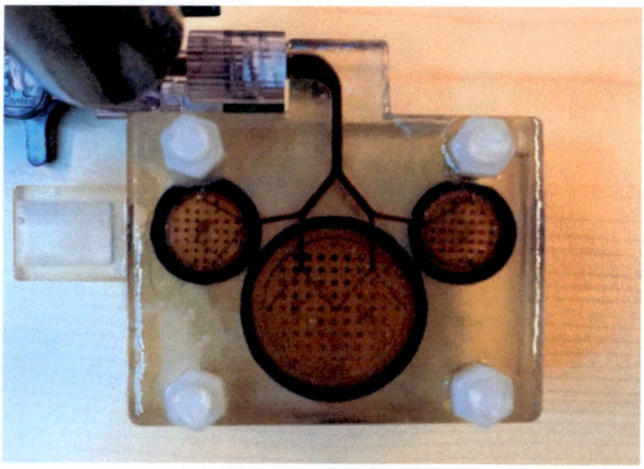

Abbildung 4.10: Nierenphantom für MPI-Messungen. Über einen verzweigten Gefäßbaum kann eine Flüssigkeit in drei verschieden große Zylinder fließen. In einer darunter liegenden Schicht bildet ein gleichartiger Gefäßbaum den Abfluss aus den Zylindern. Das Phantom wurde in [68] vorgestellt.

4.4.2 Phantomdaten

Messungen

Abbildung 4.10 zeigt ein Nierenphantom, das für MPI-Messungen konstruiert wurde [68]. Es besteht aus drei Zylindern, die oben und unten jeweils mit einem Gefäßbaum verbunden sind. Das Phantom wurde mit Perimag in einer Konzentration von $0{,}236\,\mathrm{mg/ml}$ befüllt und im Bruker-Scanner mit einer Gradientenfeldstärke von $1{,}2\,\mathrm{T\,m^{-1}}$ in z-Richtung gemessen. Das Empfangssignal wurde 1.000 Mal gemittelt, um ein gutes SNR der Messung sicherzustellen. Um die Messungen aus dem Bruker-Scanner mit der hybriden Systemmatrix aus FUSSY-AMPS rekonstruieren zu können, wurden sie um die Transferfunktion der Empfangskette korrigiert. Dazu wurden erstmals gemessene Transferfunktionen der Empfangskanäle einer MPI-Bildgebungseinheit und eines MPS verwendet (siehe Kapitel 5.3.2).

Ergebnisse

Das gemessene Nierenphantom wurde mit der Systemmatrix aus dem Bruker-Scanner und der hybriden Systemmatrix aus FUSSY-AMPS rekonstruiert. Abbildung 4.11 zeigt die Rekonstruktionsergebnisse als Projektionsbilder über die drei Raumebenen. Beide Rekonstruktionen zeigen in den drei Ansichten die gleiche Form des Nierenphantoms. Die Bilder, die mit der Systemmatrix aus

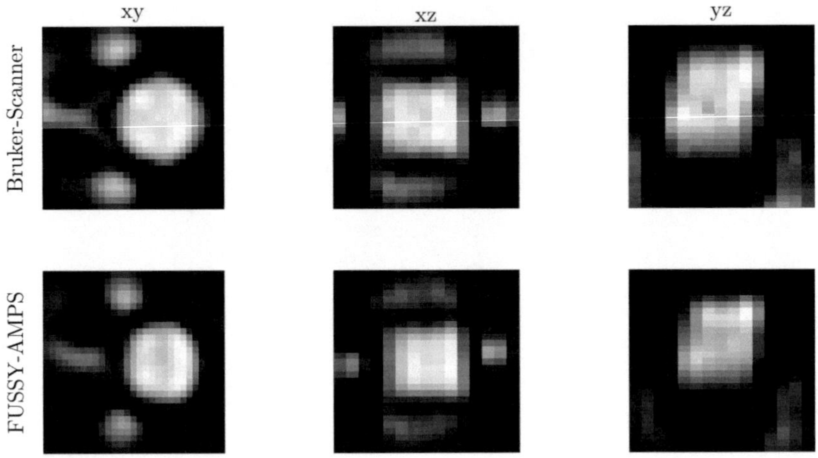

Abbildung 4.11: Rekonstruierte Projektionsbilder des gemessenen Nierenphantoms. Die mit der Systemmatrix aus dem Bruker-Scanner (oben) und der hybriden Systemmatrix (unten) rekonstruierten Bilder zeigen die gleichen Strukturen des Nierenphantoms. Die in Abbildung 4.8 beobachtete Verschiebung der Systemmatrix aus dem Bruker-Scanner in z-Richtung zeigt sich auch in den rekonstruierten Bildern.

dem Bruker-Scanner rekonstruiert wurden, weisen die gleiche Verschiebung in z-Richtung auf, die auch bei der Systemfunktion in Abbildung 4.8 beobachtet werden konnte.

In Abbildung 4.12 sind die einzelnen Schichten der xy-Ebene dargestellt. In den unteren z-Ebenen ist der Abfluss zu den Zylindern erkennbar. Dieser wird mit der hybriden Systemmatrix in die Schichten 1 und 2 rekonstruiert, während er mit der Systemmatrix aus dem Bruker-Scanner nur in der ersten Schicht

Nierenphantoms. Insbesondere die Kontur des großen Zylinders wird mit der hybriden Systemmatrix scharf rekonstruiert, während sie mit der Systemmatrix aus dem Bruker-Scanner nach rechts ausfranst. Der Zufluss zu den Zylindern wird in beiden Fällen größtenteils in die Schichten 13 und 14 rekonstruiert, wobei die Rekonstruktion mit der Systemmatrix aus dem Bruker-Scanner detailreicher ist.

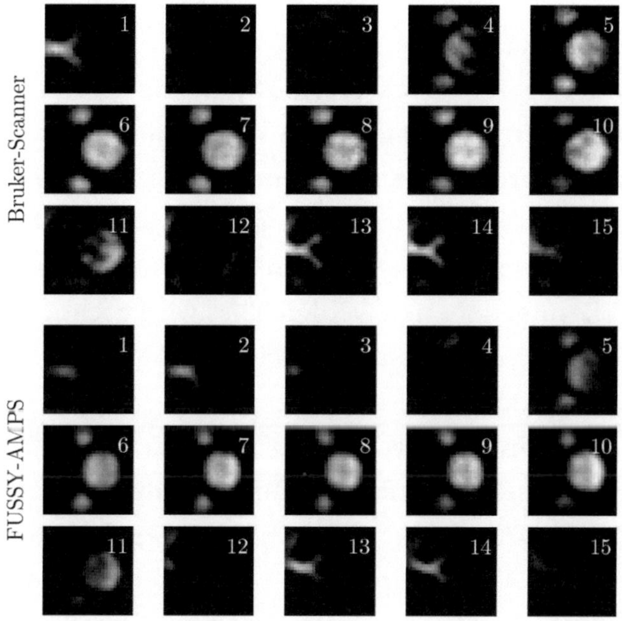

Abbildung 4.12: Rekonstruierte Schichtbilder des gemessenen Nierenphantoms. Es werden die rekonstruierten z-Schichten dargestellt, die mit einer Systemmatrix aus dem Bruker-Scanner (oben) und mit einer hybriden Systemmatrix aus FUSSY-AMPS (unten) rekonstruiert wurden. Die Schichtbilder sind mit dem Minimal- und Maximalwert des rekonstruierten Datensatzes gefenstert. Die mittleren rekonstruierten Schichten (Schichten 6-10) zeigen die drei Zylinder des Nierenphantoms. Der mittlere Zylinder franst auf den Bildern, die mit der Systemmatrix aus dem Bruker-Scanner rekonstruiert wurden, leicht nach rechts aus, während die Kontur auf den rekonstruierten Bildern mit der hybriden Systemmatrix scharf ist. Der obere Gefäßbaum in den Schichten 13 und 14 werden mit beiden Systemmatrizen ähnlich rekonstruiert. Der untere Gefäßbaum wiederum wird mit der Systemmatrix aus dem Bruker-Scanner nur in der ersten Schicht abgebildet und mit der hybriden Systemmatrix in den Schichten 1 und 2. Dieser Unterschied kann einerseits durch die in Abbildung 4.8 identifizierte Verschiebung in z-Richtung erklärt werden und deutet andererseits auf Inhomogenitäten des Gradientenfeldes im Bruker-Scanner hin.

4.4.3 Zusammenfassung und Diskussion

Systemmatrizen mit gleichem Anregungs-FOV, Systemmatrix-FOV und gleicher Diskretisierung wurden im MPS und im Bruker-Scanner aufgenommen. Mit beiden Systemmatrizen wurde ein 3D-Messdatensatz eines Nierenphantoms rekonstruiert. Die erzielten Rekonstruktionsergebnisse sind ähnlich und weisen eine gute Bildqualität auf.

In Kapitel 4.3 wurde gezeigt, dass hybride Systemmatrizen ohne viele Signalmittelungen ein höheres SNR aufweisen können als eine Systemmatrix aus einer MPI-Bildgebungseinheit. Dies konnte hier bestätigt werden. Da die Partikelprobengröße und die Diskretisierung des FOV bei einer hybriden Systemmatrix nicht zusammenhängen, kann auch eine hochauflösende hybride 3D-Systemmatrix aufgenommen werden. Dies wird wichtig, wenn die physikalische Ortsauflösung der Messung, welche vom SNR der Messung abhängt, höher als das Raumgitter der Systemmatrix ist.

Die Messzeit für eine hybride Systemmatrix ist wesentlich kürzer als für eine herkömmliche. In diesem Unterkapitel konnte die durchschnittliche Messzeit für einen emulierten Ortspunkt um 96 % reduziert werden. Die Bewegungszeit für einen Roboter entfällt und wird durch Schaltzeiten der Gleichstromquellen ersetzt, was nur Millisekunden dauert. Damit wird die Messzeit für eine hybride 3D-Systemmatrix maßgeblich von der Anzahl der Signalmittelungen bestimmt. Aufgrund der geringen Distanz der Empfangsspulen zur Partikelprobe ist das SNR im MPS auch bei wenigen Signalmittelungen sehr hoch, was die Messzeit für eine hybride Systemmatrix drastisch reduziert.

Die hybriden 2D-Systemmatrizen aus Kapitel 4.3 konnten halblinienweise aufgenommen werden, da eine der Gleichstromquellen analog programmiert wurde (siehe Kapitel 4.3.1). Bei FUSSY-AMPS werden die Gleichstromquellen für alle Sendepfade analog programmiert. Das erlaubt eine oktantenweise Akquise der hybriden Systemmatrix und reduziert die Messzeit im Vergleich zu TAPAS. Beim Wechsel der Oktanten muss die Messung unterbrochen werden. Eine H-Brücke wird digital angesteuert und polt die Gleichstromquellen um. Durch die Installation von bipolaren Gleichstromquellen könnte die Messung kontinuierlich weitergeführt und die Gesamtmesszeit weiter reduziert werden.

4.5 Hybride Systemmatrizen für FFL-MPI-Systeme

Bei MPI wird eine FFR über das Messfeld gefahren. Die FFR kann punkt- oder linienförmig sein (siehe Abbildung 2.4). Die Verwendung einer FFL verspricht einen Sensitivitätsgewinn gegenüber einem FFP-MPI-System, da entlang der FFL mehrere Partikelensembles gleichzeitig gemessen werden können und so das SNR der Messung potenziell steigt [85]. Bei vielen FFL-basierten MPI-Systemen wird die FFL über das Messfeld translatiert und eine eindimensionale Projektionsmessung unter einem konstanten Winkel durchgeführt. Diese Projektionsmessung wird mithilfe der X-Space-Rekonstruktion in ein 1D-Projektionsbild überführt. Durch die Aneinanderreihung von mehreren 1D-Projektionsbildern unter verschiedenen Winkeln entsteht ein Sinogramm, aus dem über z. B. die gefilterte Rückprojektion ein zweidimensionales Bild der Partikelverteilung im FOV gewonnen werden kann [49].

Die Rekonstruktion des 1D-Projektionsbildes erfolgt üblicherweise über den X-Space-Ansatz (siehe Kapitel 2.2.2). Da für die Translation der FFL ein eindimensionales Anregungsfeld ausreicht, kommt es nicht zu Rekonstruktionsartefakten, die die X-Space-Rekonstruktion für komplexe Feldsequenzen limitieren [25]. Die systemmatrixbasierte Rekonstruktion der 1D-Projektionsbilder wird heute selten verfolgt, obwohl damit bessere Rekonstruktionsergebnisse erzielt werden können [43]. Die Nachteile des systemmatrixbasierten Ansatzes sind die Aufnahme der Systemmatrix selbst und die längere Rekonstruktionszeit [43].

Es wurde gezeigt, dass die Rekonstruktion von eindimensionalen Messdaten eines FFP-MPI-Systems mit einer hybriden 1D-Systemmatrix möglich ist [36]. Hier wird untersucht, ob eine hybride Systemmatrix auch genutzt werden kann, um ein eindimensionales Bild aus den Messdaten einer FFL-MPI-Bildgebungseinheit zu rekonstruieren. Ein idealer FFP kann durch ein infinitesimales Volumen, das für die Aufnahme einer hybriden Systemmatrix emuliert wird, repräsentiert werden. Eine FFL ist in einer Raumrichtung ausgedehnt und kann daher nicht äquivalent repräsentiert werden. Im Falle eines inhomogenen Gradientenfeldes kann eine FFL gebogen sein (siehe Abbildung 2.4) [13], was die Repräsentation durch ein infinitesimales Volumen ausschließt. In diesem Unterkapitel wird eine FFL entlang ihrer Ausdehnung in N Teilkomponenten diskretisiert und durch die Aneinanderreihung mehrerer infinitesimaler Volumina repräsentiert.

Die Diskretisierung der FFL in N Teilkomponenten erfolgt entlang der FFL. Bei einer Ausrichtung der FFL in x-Richtung

$$\mathbf{H}^{\mathrm{FFL}_x}(\mathbf{r}) = \sum_{i=0}^{\mathrm{N}-1} \mathbf{H}_i^{\mathrm{FFL}_x} \begin{pmatrix} r_{x_i} \\ r_y \\ r_z \end{pmatrix} \tag{4.1}$$

wird die FFL durch die Summe über mehrere x-Positionen r_{x_i} angenähert. Im Falle einer idealen FFL wie in (2.7) vereinfacht sich (4.1) zu

$$\mathbf{H}^{\mathrm{FFL}_x}(\mathbf{r}) = \sum_{i=0}^{\mathrm{N}-1} g^{\mathrm{FFL}_x} \begin{pmatrix} 0 & 0 & 0 \\ 0 & 1 & 0 \\ 0 & 0 & 1 \end{pmatrix} \cdot \begin{pmatrix} r_{x_i} \\ r_y \\ r_z \end{pmatrix} = \mathrm{N} \cdot g^{\mathrm{FFL}_x} \begin{pmatrix} 0 & 0 & 0 \\ 0 & 1 & 0 \\ 0 & 0 & 1 \end{pmatrix} \cdot \begin{pmatrix} 0 \\ r_y \\ r_z \end{pmatrix} . \tag{4.2}$$

Da der Gradient entlang der FFL an allen Positionen r_{x_i} gleich ist, besteht die Diskretisierung der FFL aus N gleichen Teilkomponenten. Im Falle einer gebogenen FFL gilt (4.2) nicht. Hier kann die Diskretisierung der FFL über (4.1) erfolgen.

Die Messung von N Teilkomponenten führt zu N verschiedenen Empfangssignalen, die vereinigt werden müssen, um das Empfangssignal der FFL zu repräsentieren. Das Empfangssignal bzw. die Magnetisierung im Messfeld $\mathbf{M}(\mathbf{r},t)$ ist abhängig von der magnetischen Feldsequenz $\mathbf{H}(\mathbf{r},t)$ (siehe (2.13)). Bei einer Diskretisierung der FFL wird die Magnetisierung in N Teilkomponenten zerlegt, die danach aufaddiert werden

$$\mathbf{M}(\mathbf{r},t) = \mathbf{M}(\mathbf{H}(\mathbf{r},t)) = \mathbf{M}(\mathbf{H}_{\mathrm{S}}(\mathbf{r}) + \mathbf{H}_{\mathrm{D}}(t)) = \sum_{i=0}^{\mathrm{N}-1} \mathbf{M}_i(\mathbf{H}_{\mathrm{S},i}(\mathbf{r}) + \mathbf{H}_{\mathrm{D}}(t)) , \tag{4.3}$$

um die Magnetisierung im Falle einer FFL im Messfeld nachzubilden.

In diesem Kapitel werden mit der FFL-MPI-Bildgebungseinheit Kolibri (siehe Kapitel 3.4.2) 1D-Projektionsmessungen unter verschiedenen Projektionswinkeln aufgenommen. Eine hybride 1D-Systemmatrix wird im MPS FUSSY-AMPS gemessen und für die Rekonstruktion der in Kolibri gemessenen Daten verwendet. Die rekonstruierten eindimensionalen Projektionsbilder werden in einem Sinogramm vereint und dieses in ein zweidimensionales Bild rekonstruiert.

4.5.1 Messungen

Hybride Systemmatrix

Bei der MPI-Bildgebungseinheit Kolibri erzeugen Halbacharrays eine FFL [E30]. Entlang der FFL ist der Gradient konstant. Die Diskretisierung des Selektionsfeldes bzw. der FFL nach (4.2) führt zu mehreren identischen Teilmessungen. Da die Summe über die Teilmessungen eine Skalierung der Magnitude der Systemmatrix zur Folge hätte, wurde darauf verzichtet. Zwar hätte die Aufsummierung der Teilmessungen auch zu einem besseren SNR der Systemmatrix geführt, doch wurde dies durch eine hohe Anzahl von Signalmittelungen kompensiert. Als erstes wurde eine 1D-Systemmatrix mit FUSSY-AMPS gemessen. Die Frequenz des Anregungsfeldes betrug $24{,}51\,\mathrm{kHz}$ mit einer Amplitude von $20\,\mathrm{mT}$. Das magnetische Offsetfeld wurde mit einer Schrittweite von $1\,\mathrm{mT}$ im Bereich $[-25\,\mathrm{mT}, 25\,\mathrm{mT}]$ variiert. Damit hat die hybride Systemmatrix einen Overscan von $5\,\mathrm{mT}$ in beiden Richtungen, um Rekonstruktionsartefakte von Partikeln außerhalb des FOV reduzieren zu können [84]. Das Empfangssignal wurde 3.200 Mal gemittelt. Als Partikelprobe wurde $10\,\mu\mathrm{l}$ unverdünntes Resovist verwendet.

Phantommessungen

Die Phantommessungen mit der MPI-Bildgebungseinheit Kolibri wurden mit einer Frequenz und Amplitude des Anregungsfeldes von $25\,\mathrm{kHz}$ und $20\,\mathrm{mT}$ durchgeführt. Die Gradientenfeldstärke betrug $5\,\mathrm{T\,m^{-1}}$ senkrecht zur FFL. Die Rotation des Feldgenerators wurde mit zwei optischen Encodern gemessen. Ein Encoder misst den Anfangspunkt einer Rotation, der andere misst die Zugehörigkeit der Empfangsdaten zu einem geraden Winkel $[2°,4°,6°,\ldots,360°]$.

Ein Phantom, das aus einem Zylinder mit 3 mm Durchmesser besteht, wurde mit 35 µl unverdünntem Resovist befüllt und im FOV von Kolibri fixiert. Der Feldgenerator wurde mit einer Frequenz von 0,18 Hz gedreht und das Empfangssignal innerhalb eines Winkels gemittelt. Nach der Messung wurde das Phantom innerhalb des FOV bewegt und neu gemessen.
Ein weiteres Phantom mit zwei Zylindern vom Durchmesser 1,5 und 1 mm sowie einer Höhe 4 mm wurde mit unverdünntem Resovist befüllt. Die Volumina der Zylinder waren 7 bzw. 3 µl. Während der kontinuierlichen Messung wurde das Phantom manuell rotiert und translatiert. Die Rotationsfrequenz des Feldgenerators betrug 0,5 Hz. Die Empfangssignale von einer vollen Rotation des Feldgenerators wurden 360 Winkelschritten zugeordnet und innerhalb eines Winkels gemittelt.

Rekonstruktion

Die beiden Phantome wurden mit der hybriden Systemmatrix in 1D-Projektionsbilder rekonstruiert. Dafür wurde eine Leermessung, die ohne Rotation des Feldgenerators aufgenommen wurde, von den einzelnen Winkeln der Phantommessungen subtrahiert. Sowohl die Messdaten aus FUSSY-AMPS als auch aus Kolibri wurden um die gemessenen Transferfunktionen der Empfangspfade korrigiert (siehe Kapitel 5.3.2).
Die Anregungsfrequenzen, die für die Aufnahme der hybriden Systemmatrix und die Phantommessungen verwendet wurde, stimmen nicht überein. Da sich das Partikelsignal, das bei beiden Frequenzen generiert wird, jedoch nur gering unterscheidet, wurden die Harmonischen beider Anregungsfrequenzen als gleichfrequent behandelt.
Da die Phasen der Anregungssignale für die Aufnahme der hybriden Systemmatrix und der Phantommessungen um 90° verschieden waren, wurde die Phase der hybriden Systemmatrix entsprechend korrigiert.
Die einzelnen Winkel wurden mit einem regularisierten Kaczmarz-Algorithmus in 1D-Projektionsbilder rekonstruiert. Die Rekonstruktionsparameter waren innerhalb der Datensätze konstant. Für die Rekonstruktion wurden die Frequenzen im Bereich von [75 kHz,875 kHz] bzw. zwischen der 3. und 35. Harmonischen verwendet.

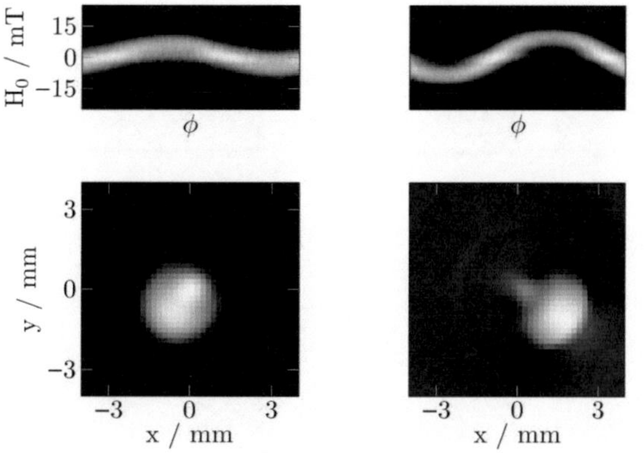

Abbildung 4.13: Rekonstruierte 1D-Projektionsbilder und 2D-Bilder eines Zylinders mit 3 mm Durchmesser an unterschiedlichen Positionen im FOV. Die Sinogramme (oben) bestehen aus einer Aneinanderreihung von 1D-Projektionsbildern unter verschiedenen Winkeln. Die Projektionsbilder wurden mit einer hybriden 1D-Systemmatrix rekonstruiert. Mithilfe der gefilterten Rückprojektion können aus den Sinogrammen 2D-Bilder (unten) rekonstruiert werden.

Die 1D-Projektionsbilder wurden in Sinogrammen angeordnet. Mit der gefilterten Rückprojektion wurden die Sinogramme in 2D-Bilder rekonstruiert. Vor diesem letzten Rekonstruktionsschritt wurde der Overscan von $5\,\mathrm{mT} \hat{=} 1\,\mathrm{mm}$ in beiden Raumrichtungen entfernt.

4.5.2 Ergebnisse

Abbildung 4.13 zeigt die Rekonstruktionsergebnisse des gemessenen Einzelzylinders. Die Sinogramme zeigen die 1D-Projektionsbilder von 322 (links) und 360 (rechts) Winkelschritten. In der ersten Messung wurden nur 322 Winkelschritte von den photoelektrischen Sensoren detektiert. Diese wurden in der Rekonstruktion über eine volle Rotation verschmiert. Im linken Sinogramm ist eine leichte Wellenform zu erkennen, die entsteht, wenn ein gemessener Punkt nicht im Zentrum des FOV ist. Das 2D-Bild zeigt den rekonstruierten Zylinder mit leichtem Offset zum Mittelpunkt des FOV.

Für die zweite Aufnahme wurde der Zylinder weiter vom Zentrum des FOV entfernt. Im Sinogramm zeigt sich eine Wellenform mit höherer Amplitude und im 2D-Bild eine weitere Verschiebung vom Zentrum des FOV.

In Abbildung 4.14 ist eine Auswahl von Rekonstruktionen der Messungen des Zwei-Zylinder-Phantoms visualisiert. In den Sinogrammen sind die Wellen-

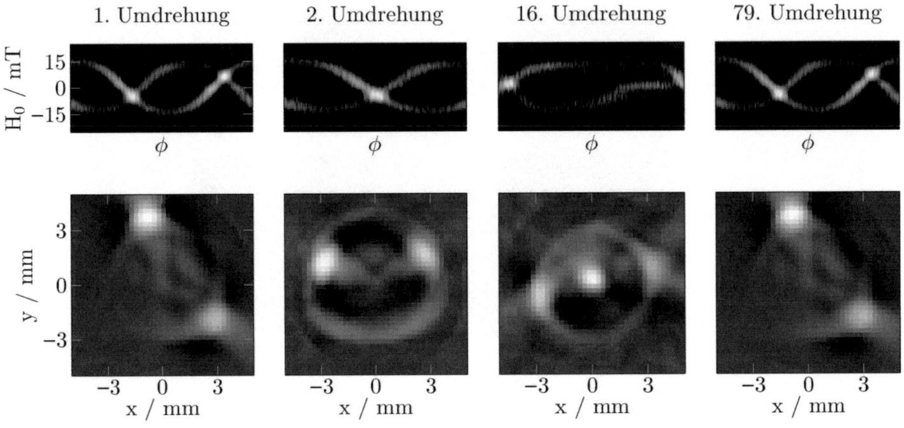

Abbildung 4.14: Rekonstruierte 1D-Projektionsbilder (oben) und 2D-Bilder (unten) von zwei Zylindern mit einem Abstand von $2{,}1\,\mathrm{mm}$ zueinander an unterschiedlichen Positionen im FOV. Das Phantom wurde während der kontinuierlichen Drehung des Feldgenerators im FOV bewegt. Eine schnelle Drehung erzeugt Bewegungsartefakte im Sinogramm und 2D-Bild (16. Umdrehung). Durch die Regularisierung bei der Rekonstruktion der 1D-Projektionsbilder ist z. B. die Spaltensumme im Sinogramm nicht konstant. Dies verursacht Rekonstruktionsartefakte in den 2D-Bildern.

formen beider Zylinder zu erkennen. In den 2D-Bildern sind beide Zylinder durch runde Punkte repräsentiert. Die Wellenformen in den Sinogrammen sind teilweise unterbrochen oder unterschiedlich stark im Raum verschmiert. Die 2D-Bilder weisen ringförmige Artefakte und Streifenartefakte auf, die die Zylinder verbinden.

Der Übergang zwischen den Sinogrammen der 1. und 2. Umdrehung ist fließend. Der Abstand der rekonstruierten Zylinder in den 2D-Bildern variiert. Während der Messungen wurde das Phantom gedreht und verschoben, was zu Bewegungsartefakten führt. Im Sinogramm sind diese Artefakte z. B. durch einen Knick in den Wellenformen bei der 16. Umdrehung sichtbar. Hier ist das Artefakt so stark, dass im korrespondierenden 2D-Bild ein weiterer Punkt ins Zentrum des FOV rekonstruiert wird. Für die 79. Umdrehung wurden die Zylinder in die Ursprungslage gebracht. Sowohl das Sinogramm als auch das 2D-Bild entsprechen den Rekonstruktionen der 1. Umdrehung.

4.5.3 Zusammenfassung und Diskussion

In diesem Unterkapitel wurden eindimensionale FFL-MPI-Projektionsmessungen mit einer hybriden Systemmatrix in 1D-Projektionsbilder rekonstruiert. Es wurde gezeigt, dass nicht nur ein FFP, sondern auch eine FFL von einem MPS emuliert werden kann. Dazu wird die FFL in Teilkomponenten diskretisiert, die durch infinitesimale Ortspunkte repräsentiert werden können. Für jede Teilkomponente wird eine hybride Systemmatrix gemessen, die den Feldverlauf der Teilkomponente während einer Messung beschreibt. Die Summe der Systemmatrizen für die Teilkomponenten ist dann die hybride Systemmatrix für den Verlauf der FFL im FOV. Mit diesem Verfahren konnten Phantome rekonstruiert werden, die aus einem und zwei Zylindern bestanden.

Da der Gradient bei Kolibri parallel zur FFL konstant und die FFL dadurch gerade ist, resultiert die Diskretisierung der FFL in Teilkomponenten, die alle den gleichen Feldverlauf bei einer Messsequenz erfahren. Daher wurde hier auf die Diskretisierung der FFL verzichtet. Ein entlang der FFL inhomogenes Gradientenfeld verformt die FFL im FOV. In dem Fall ist der Feldverlauf für verschiedene Teilkomponenten der FFL während einer Messung nicht gleich. Das Verfahren muss daher an einer MPI-Bildgebungseinheit mit verformter FFL getestet werden. Dabei muss die FFL so stark diskretisiert werden, dass ihr genauer Verlauf gut aufgelöst wird.

Während der Phantommessungen wurde der Feldgenerator kontinuierlich gedreht. Bei den Messungen des Einzelzylinders wurde die Winkelorientierung des Feldgenerators mit optischen Encodern gemessen und den Messdaten zugeordnet. Die Winkelmessung resultierte für die erste Position des Einzelzylinders in 322 Winkelschritten. 38 Winkel konnten durch die Sensoren nicht detektiert werden. Die gemessenen 322 Winkel wurden über 360° verschmiert und daraus ein 2D-Bild rekonstruiert. Da sich die Einzelwinkelmessung als unzuverlässig erwiesen hatte, wurde bei der Messung des Zwei-Zylinder-Phantoms nur der Nullpunkt des Winkels detektiert und den Daten zugeordnet. Die innerhalb einer vollen Rotation gemessenen Daten wurden dann über 360° verschmiert und 360 Winkeln zugeordnet. Es wurde angenommen, dass die Rotationsgeschwindigkeit des Feldgenerators konstant war, obwohl eine gleichmäßige Rotation nicht beobachtet werden konnte. Bei der Rückprojektion eines Sinogramms ist die genaue Zuordnung eines Winkels entscheidend. Eine Abweichung kann schwere Rekonstruktionsartefakte induzieren. Sowohl die rekonstruierten 2D-Bilder des Einzelzylinders als auch der beiden Zylinder (siehe Abbildungen 4.13 und 4.14) sind artefaktbelastet. Diese könnten durch eine präzise Zuordnung der Messdaten zum Projektionswinkel vermindert werden.

Die Anregungsfrequenzen, die bei den Phantommessungen in Kolibri und der Messung der hybriden Systemmatrix in FUSSY-AMPS verwendet wurden, sind nicht gleich, sondern um ca. 490 Hz bzw. 2 % verschieden. Die Partikeldynamik ist bei einer kleinen Abweichung sehr ähnlich und kann daher als Fehlerquelle vernachlässigt werden.

Die Regularisierung des Rekonstruktionsalgorithmus beeinflusst die rekonstruierte Intensität und damit die Spaltensumme im Sinogramm. Eine Änderung der Spaltensumme verursacht Streifenartefakte im 2D-Bild. Kontinuitätskriterien für das Sinogramm können Artefakte sowohl im Sinogramm und auch im 2D Bild reduzieren. Auch Bewegungsartefakte können im Sinogramm identifiziert (siehe Abbildung 4.14, 16. Umdrehung) und korrigiert werden [89].

Häufig werden FFL-MPI-Datensätze über den X-Space-Ansatz rekonstruiert. Insbesondere für eindimensionale Anregungsfelder ist die X-Space-Rekonstruktion gut geeignet, da sie einerseits schnell ist und andererseits ohne weitreichende Kalibriermessungen auskommt. Jedoch müssen für die X-Space-Rekonstruktion verschiedene Modellannahmen getroffen werden, die die Partikeldynamik betreffen [6, 19]. Des Weiteren wird das Empfangssignal durch die Feldänderungsrate geteilt, was zu Problemen an den Umkehrpunkten einer Feldsequenz führt. Hier wird die Geschwindigkeit null und muss numerisch gesondert betrachtet werden [18]. Es wurde gezeigt, dass FFL-MPI-Datensätze mit hybriden Systemmatrizen rekonstruiert werden können. Da die hybride Systemmatrix sowohl das Partikelverhalten als auch die Trajektorie der FFL kodiert, entfallen diese Berechnungsschritte. Die verwendete Systemmatrix wurde in weniger als einer Minute Messzeit aufgenommen, was eine vernachlässigbare Zeit für eine Kalibriermessung ist.

Die X-Space-Rekonstruktion führt bei komplexen Feldsequenzen häufig zu unzureichenden Ergebnissen [25]. In [13] wurde eine Lissajous-basierte Trajektorie in Kombination mit einer FFL vorgestellt. Unter Berücksichtigung der Limitierungen von Rekonstruktionen mit X-Space wurde eine systemmatrixbasierte Rekonstruktion vorgeschlagen. Hier ist eine hybride Systemmatrix vorteilhaft, da sie ein hohes SNR hat und eine geringe Aufnahmezeit benötigt.

4.6 Zusammenfassung

In diesem Kapitel wurden multidimensionale hybride Systemmatrizen für zwei- und dreidimensionale Anregungsfelder gemessen und mit solchen verglichen, die in einer MPI-Bildgebungseinheit aufgenommen wurden. Phantome wurden in der MPI-Bildgebungseinheit gemessen und mit den Systemmatrizen rekonstruiert. Es wurde gezeigt, dass multidimensionale Messdaten mit hybriden Systemmatrizen nicht nur rekonstruiert werden können, sondern auch, dass es dabei keine Nachteile gibt. Stattdessen weisen sowohl die Systemfunktionen der hybriden Systemmatrizen als auch die rekonstruierten Bilder ein höheres SNR auf. Eine hoch diskretisierte hybride Systemmatrix konnte die Ortsauflösung in den rekonstruierten Bildern verbessern. Die Messzeit für eine hybride Systemmatrix konnte um bis zu 96 % reduziert werden, da keine Roboterbewegung abgewartet werden muss.

Die Aufnahme von Systemmatrizen mit sehr hohem SNR ist wichtig, damit die Systemmatrix nicht die Qualität der rekonstruierten Bilder begrenzt. Auch für Anwendungsfälle wie Multicolor-MPI sind Systemmatrizen mit exzellentem SNR wichtig [E14, 63]. Da die Signale der Partikel nicht nur vom Rauschsignal, sondern auch untereinander unterscheidbar sein müssen, sollte das Messrauschen minimiert werden.

Bisher wurden nur Messdaten von MPI-Bildgebungseinheiten, die einen FFP aufweisen, mit hybriden Systemmatrizen rekonstruiert. Die Bewegung einer FFL wurde bisher aufgrund ihrer räumlichen Ausdehnung noch nicht mit einem MPS emuliert. Es wurde gezeigt, dass die Rekonstruktion von FFL-MPI-Datensätzen mit einer hybriden Systemmatrix gelingt.

Die Verwendung einer hybriden Systemmatrix für die Rekonstruktion von Messdaten aus einer MPI-Bildgebungseinheit hat viele Vorteile. Zum Einen ist die Aufnahmezeit einer hybriden Systemmatrix kürzer als die Aufnahme in einer MPI-Bildgebungseinheit. Dieser Effekt wird dadurch verstärkt, dass eine hybride Systemmatrix aus einem MPS schon mit wenigen Signalmittelungen ein hohes SNR aufweist. Zum Anderen kann eine hybride Systemmatrix die

Ortsauflösung in rekonstruierten Bildern auf zwei Arten verbessern. Erstens hat das SNR einer Messung direkten Einfluss auf die Ortsauflösung [46]. Durch das hohe SNR einer hybriden Systemmatrix ist nur noch das SNR der Messdaten aus einer MPI-Bildgebungseinheit entscheidend. Zweitens löst die hybride Systemmatrix die Abhängigkeit zwischen dem SNR und der örtlichen Diskretisierung einer Systemmatrix auf. Bei hohem SNR repräsentiert die Messkammer in einem MPS ein infinitesimales Volumen im FOV.

Multidimensionale hybride Systemmatrizen werden insbesondere für ein klinisches MPI-System sehr wichtig sein. Die klinische MPI-Bildgebungseinheit kann für Patientenmessungen dauerhaft zur Verfügung stehen, da die Systemmatrizen in einem separaten System gemessen werden können. Die einzige Voraussetzung ist die initiale Charakterisierung der MPI-Bildgebungseinheit bzgl. z. B. ihres Gradienten- und Anregungsfeldes. Daher sind hybride multidimensionale Systemmatrizen ein großer Schritt hin zur Realisierung einer klinischen MPI-Bildgebungseinheit.

4.7 Ausblick

In diesem Kapitel wurden hybride Systemmatrizen für homogene Anregungsfelder in den MPI-Bildgebungseinheiten aufgenommen. Das Anregungsfeld kann aber auch inhomogen sein [E25], was zu unterschiedlichen Anregungsfeldamplituden innerhalb einer Feldsequenz führt. Des Weiteren können die Feldlinien gekrümmten Pfaden im Messfeld folgen, wie es z. B. bei einseitigen Spulengeometrien der Fall ist [67]. Allerdings können in einem MPS die magnetische Feldstärke und auch Signalkopplungen für die Messung einer hybriden Systemmatrix gezielt eingestellt werden [E12]. Daher können simulierte oder gemessene Anregungsfeldgeometrien und -inhomogenitäten dabei berücksichtigt und emuliert werden, was die Messung einer hybriden Systemmatrix für unterschiedlichste Feldgeneratorkonfigurationen ermöglicht.

Bei MPI werden iterative, regularisierte Rekonstruktionsverfahren verwendet [50], da z. B. aufgrund der schlechten Kondition von Systemmatrizen eine Singulärwertzerlegung zu schlechteren Rekonstruktionsergebnissen führen kann. Das hohe SNR einer hybriden Systemmatrix verbessert ihre Kondition und könnte die erfolgreiche Anwendung von Rekonstruktionsalgorithmen, die auf der Invertierung der Systemmatrix basieren, ermöglichen.

Auch wenn die Aufnahmezeit von hybriden Systemmatrizen im Vergleich zur Aufnahme in der MPI-Bildgebungseinheit selbst sehr gering ist, kann sie noch weiter reduziert werden. Compressed Sensing wurde bei der Aufnahme von hybriden und herkömmlichen Systemmatrizen untersucht [E7, E1, E10, 51, 82, E72]. Mit der Aufnahme von nur 5 % bzw. 10 % der Ortspunkte können sowohl die vollständige Systemmatrix als auch eine Partikelverteilung ohne sichtbaren Bildqualitätsverlust rekonstruiert werden. Das Spiegeln von Quadranten einer 2D-Systemmatrix wurde in [83] untersucht. Auch bei einer 3D-Systemmatrix können Symmetrieeigenschaften genutzt werden, die die Aufnahmezeit weiter reduzieren [75].

Das magnetische Gradientenfeld der verwendeten MPI-Bildgebungseinheiten wurde als linear angenommen. Daher wurde bei der Aufnahme der hybriden Systemmatrizen ein lineares magnetischen Offsetfeldgitter verwendet. Die Messung einer hybriden Systemmatrix ist aber nicht auf ein lineares Gitter limitiert, so dass das tatsächliche magnetische Gradientfeld aus einer MPI-Bildgebungseinheit in der hybriden Messung emuliert werden kann. Das Gradientenfeld des MPI-Systems kann dazu entweder gemessen oder durch sphärische Harmonische approximiert werden [10]. Die Emulation des tatsächlichen Feldes würde auch die Verwendung von hybriden Systemmatrizen für effiziente Multi-Patch-Rekonstruktion ermöglichen [9]. Die Messung des Gradientenfeldes müsste nach dem Aufbau der MPI-Bildgebungseinheit einmalig erfolgen, da es sich ohne Änderung der Spulengeometrie nicht ändert.

5 Reduktion der Anzahl von Systemmatrizen

In Kapitel 4 konnte gezeigt werden, dass die Aufnahmezeit einer Systemmatrix deutlich verkürzt werden kann, wenn sie statt in der MPI-Bildgebungseinheit in einem MPS gemessen wird. Die Signalgenerierung und Emulation des FOV einer MPI-Bildgebungseinheit wurden beschrieben.
In diesem Kapitel wird gezeigt, dass die globale Anzahl von Systemmatrizen, die gemessen werden müssen, reduziert werden kann. Es wird demonstriert, dass die Signallinearität bei MPI nicht nur für die variierende Eisenkonzentration einer Partikelsorte, sondern auch bei der Aufnahme von Systemmatrizen für Partikelmischungen gilt.
Des Weiteren wird untersucht, welche Korrekturschritte nötig sind, um eine Systemmatrix in mehreren MPI-Bildgebungseinheiten nutzen zu können. Erstmals werden die Empfangssignale von einem MPS- und einem MPI-System mit den gemessenen Transferfunktionen der Empfangspfade korrigiert und die korrigierten Signale verglichen.
Zudem wird gezeigt, dass eine hybride Systemmatrix mit dem inhomogenen Sensitivitätsprofil der Empfangsspule einer MPI-Bildgebungseinheit korrigiert werden kann. Diese Korrektur hat nicht nur einen positiven Effekt auf die rekonstruierten Signalintensitäten, sondern reduziert auch Rekonstruktionsartefakte.
Teile dieses Kapitels wurden in Fachzeitschriften [E2, E5, E23] sowie in Konferenzbeiträgen [E14] veröffentlicht.

5.1 Einleitung

Die systemmatrixbasierte Rekonstruktion der Partikelverteilung in MPI birgt viele Vorteile. Da neben wichtigen Partikelparametern wie z. B. der Relaxationszeit auch die Magnetfeldgeometrie sowie die Feldsequenz in der Systemmatrix kodiert sind, müssen im Rekonstruktionsalgorithmus keine Annahmen über diese Parameter getroffen werden.
Verschiedene Partikelsorten weisen unterschiedliche Charakteristika auf. Das bedeutet, dass für jede Partikelsorte eine andere Systemmatrix gemessen werden muss, um eine Verteilung der entsprechenden Partikel artefaktfrei rekonstruieren zu können. Aufgrund der Unterschiede zwischen den Partikeln können diese auch im rekonstruierten Bild getrennt visualisiert werden

(Multicolor-MPI). Da die Partikelantwort bei unterschiedlicher Matrixeinbettung, Temperatur und Bindungszustand variieren kann, können auch diese Zustände visualisiert werden. Mischungen verschiedener Partikelsorten werden im Zusammenhang mit Multicolor-MPI, Hyperthermie oder auch zur gleichzeitigen Bildgebung verwendet [59, 63]. Die zusätzliche Messung von Systemmatrizen für Partikelmischungen verlängern die Zeit, in der eine MPI-Bildgebungseinheit nicht für Patienten- oder Phantommessungen benutzt werden kann.

Im Gegensatz zur Verwendung von nur einem Partikelsystem wird im Fall von Partikelmischungen die Summe aller Magnetisierungsänderungen gleichzeitig gemessen. In diesem Kapitel wird untersucht, ob die gleichzeitige Messung von Magnetisierungen unterschiedlicher Partikelsorten linear ist. Dann könnten Systemmatrizen für Partikelmischungen aus Systemmatrizen der einzelnen Partikelarten durch Summation erzeugt werden. Eine Verlängerung der Kalibrierzeit von MPI-Bildgebungseinheiten könnte somit vermieden werden.

Es wurde eine effiziente Technik zur Aufnahme von Systemmatrizen vorgestellt (siehe Kapitel 4). Die Akquisition einer hybriden Systemmatrix in einem MPS reduziert die Aufnahmezeit drastisch, erhöht das SNR der Systemmatrix und ermöglicht eine sehr hohe Ortsdiskretisierung bei konstant hohem SNR.

In Kapitel 4 wurde gezeigt, dass in einem MPS das gleiche Anregungsfeld erzeugt werden kann wie in einer MPI-Bildgebungseinheit. Infinitesimale Volumina im Messfeld können mit magnetischen Offsetfeldern emuliert werden. In einer MPI-Bildgebungseinheit und einem MPS können daher prinzipiell die gleichen Magnetisierungsänderungen gemessen werden. Die in Kapitel 2.1.1 beschriebene Signalinduktion (2.5) ist aber nicht nur von der Magnetisierungsänderung, sondern auch von der Spulensensitivität $\mathbf{p}(\mathbf{r})$ abhängig. Das ortsabhängige Sensitivitätsprofil $\mathbf{p}(\mathbf{r})$ beschreibt die magnetische Feldstärke am Ort $\mathbf{r}$, die ein Strom von 1 A in der Spule erzeugt. Gleichzeitig beschreibt das Sensitivitätsprofil die induzierte Spannung in der Spule bei einer Magnetisierungsänderung am Ort $\mathbf{r}$. Die Homogenität einer Spule ist ein Maß für die Variation der Spulensensitivität. Bei einer inhomogenen Spulensensitivität induziert eine betragsgleiche Magnetisierungsänderung an unterschiedlichen Ortspositionen Spannungen mit unterschiedlicher Amplitude in der Empfangsspule. Da ein MPS keine ortsabhängige Sensitivität aufweist, wird ein

inhomogenes Sensitivitätsprofil bei der Aufnahme einer hybriden Systemmatrix nicht abgebildet. Eine hybride Systemmatrix wird daher von einer variieren, die in einer Spule mit inhomogenem Sensitivitätsprofil gemessen wurde.
Ein mit der hybriden Systemmatrix rekonstruiertes Bild wird die tatsächliche Partikelverteilung nicht korrekt abbilden. Insbesondere ist zu erwarten, dass keine quantifizierbaren Rekonstruktionsergebnisse erzielt werden können. In diesem Kapitel wird das Sensitivitätsprofil einer Empfangsspule simuliert. Eine hybride Systemmatrix wird mit dem simulierten Profil korrigiert und der Effekt auf rekonstruierte Bilder untersucht.
Die Magnetisierung bzw. das magnetische Moment hängt von der Partikelprobe sowie dem magnetischen Anregungs- und Selektionsfeld ab. Bei gleicher Probe und Magnetfeldkonfiguration variieren die empfangenen Spannungssignale jedoch zwischen verschiedenen Systemen. Zum Einen ändert das Sensitivitätsprofil der Empfangsspulen die Amplitude des Partikelsignals abhängig vom Ort im Messfeld. Zum Anderen wird das Empfangssignal in einem MPI-System bzw. MPS durch analoge Filter, Verstärker und die Digitalisierungsstufe gedämpft bzw. verstärkt und verzögert. Die Dämpfung und Verzögerung des induzierten Spannungssignals kann durch die frequenzabhängigen Faktoren a_k im Frequenzraum beschrieben werden (siehe (2.13)). Die Gesamtheit von a_k wird als Transferfunktion des Empfangspfades a bezeichnet.
Da die Transferfunktionen von den verwendeten Hardwarekomponenten abhängen und diese zwischen verschiedenen MPI-Systemen variieren, müssen die Empfangssignale mit den Transferfunktionen der Empfangspfade korrigiert werden. Erst dann werden die Empfangssignale verschiedener MPS- und MPI-Systeme vergleichbar und z. B. für die Rekonstruktion mit einer hybriden Systemmatrix nutzbar.
In diesem Kapitel werden hybride Systemmatrizen für zwei Partikelsorten sowie eine hybride Systemmatrix für die Mischung beider Partikelsorten aufgenommen. Der Fehler zwischen der gemessenen Systemmatrix für die Partikelmischung und der Summe beider Systemmatrizen für die Partikelsorten wird evaluiert.
Die Transferfunktionen der Empfangspfade eines MPI-Systems und eines MPS werden bestimmt. Es wird überprüft, ob die Empfangssignale der verschiedenen Systeme nach der Transferfunktionskorrektur vergleichbar sind.

Des Weiteren wird eine hybride Systemmatrix mit dem simulierten Sensitivitätsprofil einer Empfangsspule korrigiert und die Auswirkungen auf die Systemfunktionen sowie rekonstruierte Bilder untersucht.

5.2 Systemmatrizen für Partikelmischungen

Die lineare Abhängigkeit des Empfangssignals bei MPI von der Eisenkonzentration im Messfeld wurde untersucht und verifiziert [E43, E46, E24, E54, 90]. Dabei wurde die Eisenkonzentration einer Partikelsorte variiert. Des Weiteren wurden Systemmatrizen für eine Partikelsorte aufgenommen und analysiert. Sowohl für Anwendungen in der Hyperthermie [59] oder bei Multicolor-MPI [63] können Partikelmischungen verwendet werden. Um die Verteilung einer Partikelmischung in ein Bild zu rekonstruieren, kann eine Systemmatrix der Partikelmischung gemessen und damit rekonstruiert werden. In der Zeit, in der die Systemmatrix der Partikelmischung aufgenommen wird, steht eine MPI-Bildgebungseinheit nicht für andere Messungen zur Verfügung. Da sich die Magnetisierung einer Partikelmischung für variierende Konzentration der einzelnen Partikelproben ändert, muss für jede Zusammensetzung einer Partikelmischung eine Systemmatrix gemessen werden.
In diesem Unterkapitel wird untersucht, ob sich das Empfangssignal einer Partikelmischung durch eine Linearkombination der Empfangssignale von einzelnen Partikelproben annähern lässt. Dann müsste keine dedizierte Systemmatrix der Partikelmischung gemessen werden. Dazu werden einzelne Partikelproben und eine Mischung daraus mit dem MPS TAPAS gemessen (siehe Kapitel 3.4.1) [E23]. Der Fehler zwischen dem Empfangssignal der Partikelmischung und einer simulierten Partikelmischung wird untersucht.

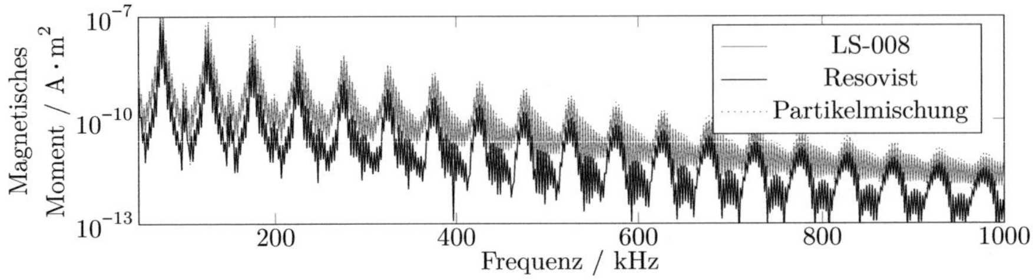

Abbildung 5.1: Gemessene Amplitudenspektra von LS-008, Resovist und einer Mischung beider Partikelsorten. Bei gleicher Eisenkonzentration der LS-008- und Resovist-Probe ist das Partikelsignal von LS-008 stärker. Das Amplitudenspektrum der Partikelmischung ist dem der LS-008-Probe ähnlich, da das Partikelsignal von LS-008 dominiert.

5.2.1 Messungen

Es wurden jeweils 5 µl große Partikelproben von LS-008 (LodeSpin Labs, USA) und Resovist mit gleicher Eisenkonzentration abgefüllt. Dafür wurde die Resovist-Probe auf 11,5 % mit Wasser verdünnt, während die LS-008-Probe unverdünnt gelassen wurde. Beide Proben wurden mit einem zweidimensionalen Anregungsfeld in TAPAS gemessen. Danach wurden beide Partikelproben gemischt und die Mischung ebenfalls gemessen.
In einer zweiten Messreihe wurden variierende magnetische Offsetfelder dem Anregungsfeld überlagert und jeweils ein Quadrant einer hybriden Systemmatrix gemessen. Die einzelnen Quadranten wurden für die Visualisierung in Abbildung 5.3 gespiegelt [83].
Aus den Messungen der einzelnen Partikelsorten wurden durch Addition die Messung einer simulierten Partikelmischung bzw. die hybride Systemmatrix für eine simulierte Partikelmischung erzeugt.

5.2.2 Ergebnisse

Die Amplitudenspektra der gemessenen Proben sind in Abbildung 5.1 visualisiert. Das Partikelsignal von LS-008 ist bei gleichem Anregungsfeld und annähernd gleicher Eisenkonzentration stärker als das von Resovist. Das Amplitudenspektrum der Partikelmischung ist nur geringfügig höher als das der LS-008-Probe.
Abbildung 5.2 zeigt den Fehler zwischen der Messung der Partikelmischung und der simulierten Partikelmischung. Der mittlere relative Amplitudenfehler

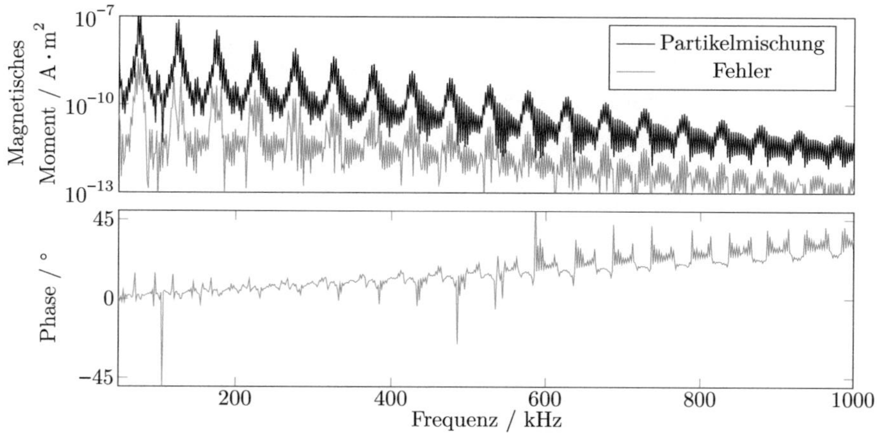

Abbildung 5.2: Fehler zwischen der Messung einer Partikelmischung und der Summierung der Einzelmessungen. Der mittlere Amplitudenfehler (oben) beträgt $2{,}35\,\%$ für die 2. bis 11. Harmonische der Anregungsfrequenzen. Die Genauigkeit der verwendeten Pipetten liegt in der gleichen Größenordnung. Der absolute Phasenfehler (unten) steigt über die Frequenz annähernd linear an und kann auf das geringere SNR in den höheren Frequenzkomponenten zurückgeführt werden.

zwischen den 2. bis 11. Harmonischen der Anregungsfrequenzen beträgt $2{,}35\,\%$. Der Phasenfehler ist für kleine Frequenzkomponenten sehr klein, wird mit steigender Frequenzkomponente aber größer.

Die Systemfunktionsmagnituden der verschiedenen Partikelproben sind in Abbildung 5.3 visualisiert. In der Systemfunktion für die Partikelmischung sind sowohl der Einfluss der LS-008 als auch der Resovist-Probe zu erkennen. Das Differenzbild zeigt den Amplitudenfehler zwischen der gemessenen und simulierten Partikelmischung. Der für die Darstellung des Differenzbildes gewählte Grauwertbereich entspricht dem der gemessenen Partikelmischung. In dieser Ansicht ist ein Fehler visuell kaum zu erkennen.

5.2.3 Zusammenfassung und Diskussion

Es wurde gezeigt, dass die Summe von Messungen einzelner Partikelproben das gleiche Partikelsignal liefert wie die Messung einer korrespondierenden Partikelmischung. Dabei wird vorausgesetzt, dass es nicht zu Partikelwechselwirkungen kommt.

Es wurde ein maximaler Amplitudenfehler von $2{,}35\,\%$ für die Frequenzkomponenten zwischen der 2. und 11. Harmonischen der Anregungsfrequenzen

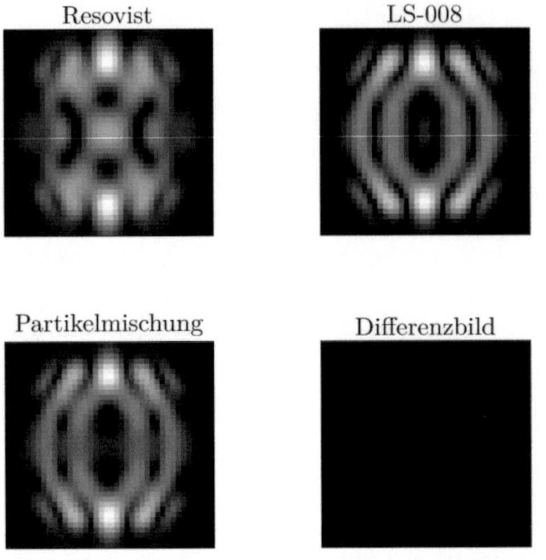

Abbildung 5.3: Systemfunktionen von LS-008, Resovist und einer Mischung beider Partikelproben bei $81{,}19\,\mathrm{kHz}$. Des Weiteren ist der absolute Magnitudenfehler zwischen der Systemfunktion der Partikelmischung und der simulierten Partikelmischung visualisiert. Der dargestellte Grauwertbereich des Differenzbildes entspricht dem Grauwertbereich der Partikelmischung.

berechnet. Dieser Fehler entspricht bei den gewählten Volumina der Einzelproben einem Abfüllfehler von $0{,}1$ µl und liegt in der gleichen Größenordnung wie die Genauigkeit der benutzten Pipetten (Acura 825, 1-10 µl) [Man.2]. Der berechnete Phasenfehler wird mit steigender Frequenzkomponente größer und kann durch ein geringeres SNR der höheren Frequenzkomponenten erklärt werden.

In diesem Unterkapitel konnte gezeigt werden, dass die Abhängigkeit von der Partikelprobe nicht nur für eine Variation in der Eisenkonzentration, sondern auch für die Mischung verschiedener Partikelsorten linear ist. Es wurde demonstriert, dass dieser lineare Zusammenhang auch bei der Aufnahme von Systemmatrizen gilt. Für die Rekonstruktion von Partikelmischungsverteilungen bedeutet das, dass die Aufnahme einer speziellen Systemmatrix obsolet sein kann. Wenn bereits Systemmatrizen für die einzelnen Partikelsorten gemessen wurden, können diese summiert und für die Bildrekonstruktion verwendet werden. Somit ist die Arbeit in diesem Unterkapitel ein wichtiger Baustein für die Reduktion der Anzahl von Systemmatrizen, die gemessen werden müssen.

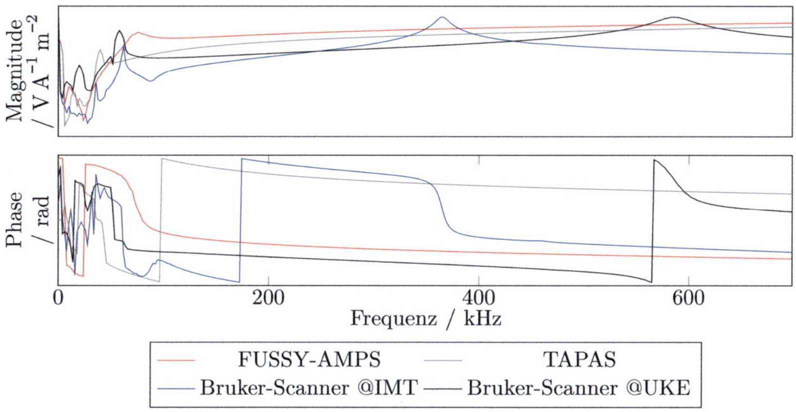

Abbildung 5.4: Gemessene Transferfunktionen von jeweils zwei multidimensionalen MPS und Bruker-Scannern. Es werden die Magnituden- und Phasengänge der Empfangskanäle in x-Richtung gezeigt. Es wird deutlich, dass die Transferfunktion für jedes MPS- bzw. MPI-System charakteristisch ist.

5.3 Korrektur der Transferfunktion des Empfangspfades

Auch bei konstanten Messparametern und einer konstanten Partikelprobe unterscheidet sich das Empfangssignal zweier MPI-Systeme, z. B. einer MPI-Bildgebungseinheit und eines MPS aufgrund der Transferfunktionen der Empfangspfade. Die Transferfunktion kodiert die Signalabschwächung und -verzögerung, die durch z. B. analoge Verstärker (LNA), Filter und ADC (siehe Kapitel 3.1) verursacht werden. Jede dieser Hardwarekomponenten hat eine eigene Transferfunktion. Da der Signalpfad linear ist, kann die Gesamtheit der einzelnen Transferfunktionen durch die Transferfunktion des Empfangspfades beschrieben werden. Da die Transferfunktion des Empfangspfades von den verwendeten Hardwarekomponenten abhängt und insbesondere die Empfangsfilter spezifisch für ein MPS- oder MPI-System entwickelt werden, ist die Transferfunktion für die Empfangskette eines System charakteristisch (siehe Abbildung 5.4).
Für spezielle Anwendungen wie z. B. die Analyse einer Partikelprobe ist es notwendig, das induzierte Signal bzw. die Magnetisierungsänderung im Messfeld zu bestimmen (siehe Abbildung 3.4). Dafür muss das Empfangssignal mit der Transferfunktion korrigiert werden.
Insbesondere ist die Korrektur der Empfangssignale mit der Transferfunktion für die Bildrekonstruktion wichtig. Eine hybride Systemmatrix wird in einem dedizierten Gerät wie z. B. einem MPS aufgenommen. Die System-

matrix kodiert neben der Partikelantwort auch die Transferfunktion des Aufnahmegerätes (siehe (2.17)). Solange sich die Empfangssignale einer hybriden Systemmatrix und einer Messung aus einer MPI-Bildgebungseinheit nicht entsprechen, kann ein artefaktfreies Bild der Partikelverteilung nicht rekonstruiert werden. Dazu kann die Übertragungsfunktion zwischen zwei Systemen geschätzt und das eine Empfangssignal dem anderen angeglichen werden. Alternativ können die Transferfunktionen beider Empfangspfade gemessen und die Empfangssignale mit den jeweiligen Transferfunktion korrigiert werden.
In diesem Unterkapitel wird erläutert, wie eine Übertragungsfunktion für das Empfangssignal eines MPS auf das einer MPI-Bildgebungseinheit geschätzt werden kann. Nach der Korrektur einer hybriden Systemmatrix mit der geschätzten Übertragungsfunktion werden Messdaten aus der MPI-Bildgebungseinheit rekonstruiert und die Ergebnisse verglichen.
Des Weiteren werden die Transferfunktionen der Empfangspfade in MPI-Bildgebungseinheiten und MPS gemessen und mit den geschätzten Übertragungsfunktionen verglichen. Mit einer hybriden Systemmatrix, die mit einer gemessenen Transferfunktion korrigiert wurde, konnten die Rekonstruktionsergebnisse aus Kapitel 4.4 und Kapitel 4.5 erzielt werden.

5.3.1 Abschätzung der Übertragungsfunktion

Die Übertragungsfunktion zwischen den Empfangspfaden zweier Systeme kann über einen Kleinste-Quadrate-Ansatz berechnet werden [47]. Dazu wird eine Kalibriermessung wie z. B. eine Systemmatrixaufnahme in beiden Systemen durchgeführt und die Spektren der Empfangssignale verglichen. Bei gleicher Magnetisierungsänderung der Partikel im Messfeld entsteht der Unterschied zwischen den Empfangssignalen durch die verschiedenen Empfangspfadcharakteristika. Aus den Messungen in beiden Systemen können dann die frequenzabhängigen Komponenten der Übertragungsfunktion

$$\hat{a}_k = \left(\sum_{\mathbf{r}} u_k^{\mathrm{MPI}}(\mathbf{r}) \cdot \left(u_k^{\mathrm{MPS}}(\mathbf{r}) \right)^* \right) / \sum_{\mathbf{r}} |u_k^{\mathrm{MPS}}(\mathbf{r})|^2 \tag{5.1}$$

berechnet werden. Dabei sind $u_k^{\mathrm{MPI}}(\mathbf{r})$ bzw. $u_k^{\mathrm{MPS}}(\mathbf{r})$ die ortsabhängigen Frequenzkomponenten der gemessenen Signal in der MPI-Bildgebungseinheit

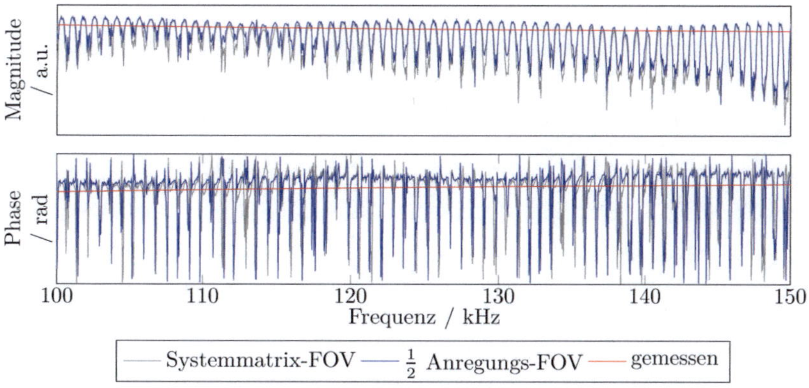

Abbildung 5.5: Geschätzte und gemessene Übertragungsfunktion des x-Kanals von FUSSY-AMPS zum Bruker-Scanner. Der Amplituden- und Phasengang werden im Frequenzausschnitt von 100 kHz bis 150 kHz visualisiert. Die Transferfunktion wurde geschätzt unter Verwendung aller verfügbaren Voxel (Systemmatrix-FOV) und der Voxel im halben Anregungs-FOV. Während die gemessene Transferfunktion einen glatten Verlauf zeigt, weisen die geschätzten Transferfunktionen viele verrauschte Frequenzkomponenten auf.

und dem MPS. Eine komplexe Konjugation ist mit * gekennzeichnet. Die geschätzte Übertragungsfunktion zwischen zwei Systemen ist einheitenlos.

Abbildung 5.5 zeigt geschätzte Übertragungsfunktionen für Daten, die in FUSSY-AMPS gemessen wurden, auf einen Bruker-Scanner. Dazu wurden die gemessenen Systemmatrizen aus Kapitel 4.4 verwendet. Um den Einfluss der verwendeten Voxel für die Übertragungsfunktionschätzung zu untersuchen, werden vier zentrierte Ausschnitte aus den Systemmatrizen mit $29 \times 29 \times 15$, $25 \times 25 \times 13$, $13 \times 13 \times 7$ und $1 \times 1 \times 1$ Voxeln gewählt und die Übertragungsfunktion nach (5.1) berechnet. Die vier Ausschnitte umfassen das volle Systemmatrix-FOV inklusive Overscan, das volle Anregungs-FOV, das halbe Anregungs-FOV und nur den zentralen Voxel.

In Abbildung 5.5 wird die Herausforderung bei der Schätzung von Übertragungsfunktionen zwischen zwei Systemen deutlich. Für einige Frequenzkomponenten schlägt die Schätzung der Übertragungsfunktion fehl. Insbesondere in der Phasendarstellung in Abbildung 5.5 wird deutlich, dass der erwartete lineare Verlauf zwischen 100 kHz und 150 kHz durch verrauschte Frequenzkomponenten unterbrochen ist. Es ist zu erwarten, dass Signalanteile in diesen Frequenzkomponenten nicht korrekt vom einen auf das andere System übertragen werden können.

Die in Kapitel 4.4 gemessene hybride Systemmatrix wurde mit den geschätzten

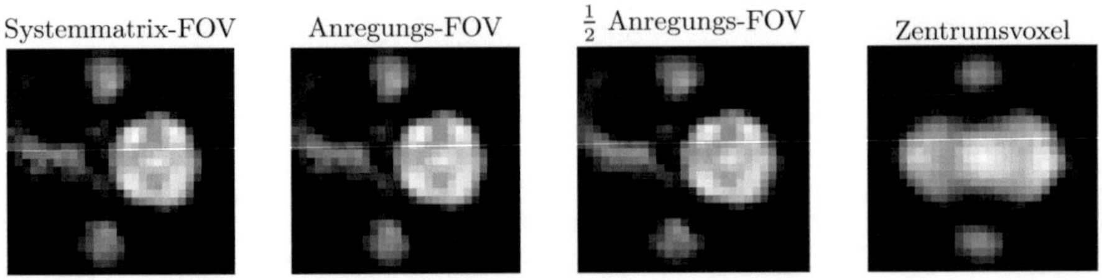

Abbildung 5.6: Rekonstruierte Projektionsbilder eines Nierenphantoms mit geschätzter Übertragungsfunktion. Das Nierenphantom wurde mit der hybriden 3D-Systemmatrix aus Kapitel 4.4 und konstanten Rekonstruktionsparametern rekonstruiert. Die hybride Systemmatrix wurde um die geschätzte Übertragungsfunktion zwischen der Systemmatrix aus dem Bruker-Scanner und der hybriden Matrix korrigiert. Zur Abschätzung wurden verschiedene Ausschnitte der gemessenen Systemmatrizen verwendet. Bei Verwendung aller Ortspunkte, dem vollen Systemmatrix-FOV, wird der Zu- bzw. Ablauf zu den Zylindern unvollständig rekonstruiert. Im Bereich der kleinen Zylinder gibt es ein starkes Hintergrundrauschen. Wenn die verwendeten Voxel auf das Anregungs-FOV reduziert werden, verbessert sich die Rekonstruktion des Zu- bzw. Ablaufes. Nach einer weiteren Reduktion der Voxel auf das halbe Anregungs-FOV sinkt das Hintergrundrauschen im rekonstruierten Bild. Der Zu- bzw. Ablauf wird vollständig rekonstruiert. Die Rekonstruktion schlägt fehl, wenn nur der zentrale Voxel für die Übertragungsfunktionsschätzung benutzt wird.

Übertragungsfunktionen auf Daten aus dem Bruker-Scanner angepasst und die Nierenphantommessung rekonstruiert. Für die Rekonstruktion wurden die in Kapitel 4.4 beschriebenen Rekonstruktionsparameter verwendet. Die Rekonstruktionsergebnisse sind in Abbildung 5.6 dargestellt. Bei Verwendung aller Voxel wird der Zu- bzw. Ablauf zu den Zylindern unvollständig rekonstruiert. Das Hintergrundrauschen im Bild ist im Bereich der kleinen Zylinder hoch. Die Reduzierung der Voxel auf das Anregungs-FOV verbessert die Rekonstruktion des Zu- bzw. Ablaufes. Das beste Rekonstruktionsergebnis kann bei Verwendung der Voxel im halben Anregungs-FOV erzielt werden. Das Hintergrundrauschen sinkt und der Zu- bzw. Ablauf wird vollständig rekonstruiert. Wenn nur der zentrale Voxel für die Schätzung der Übertragungsfunktion verwendet wird, schlägt die Rekonstruktion fehl.
Der gewählte Ausschnitt aus den Systemmatrizen hat einen Einfluss auf die geschätzte Übertragungsfunktion und damit auch auf die rekonstruierten Bilder einer Partikelmessung. Dieses Verhalten ist physikalisch nicht plausibel und deutet auf einen systematischen Fehler der gemessenen Systemmatrizen wie z. B. eine nicht korrekt zentrierte Partikelprobe im Bruker-Scanner hin.

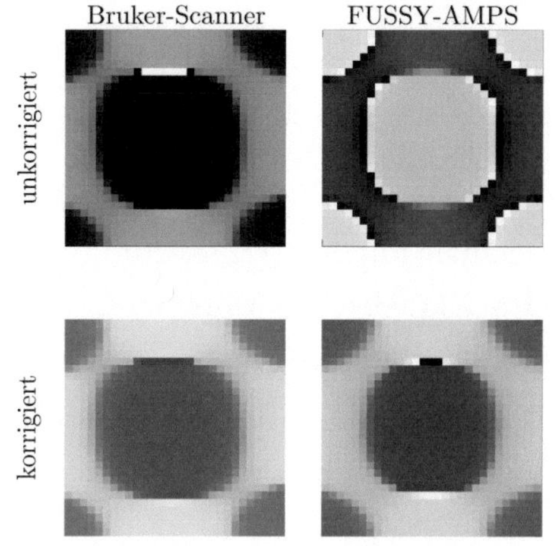

Abbildung 5.7: Phasendarstellung einer Systemfunktion bei $127{,}10\,\mathrm{kHz}$, die mit dem Bruker-Scanner (links) und mit FUSSY-AMPS (rechts) gemessen wurde. Der visualisierte Wertebereich reicht von $-\pi$ bis π. Vor der Korrektur um die Transferfunktion der jeweiligen Empfangspfade (oben) zeigen die Systemfunktionen zwar ähnliche Strukturen, haben aber unterschiedliche Phasenwerte. Nach der Korrektur mit der Transferfunktion (unten) nähern sich die Phasenwerte an.

5.3.2 Messung der Transferfunktion

Anstatt die Übertragungsfunktion der Empfangspfade zweier Systeme abzuschätzen, können die Transferfunktionen der beiden Empfangspfade gemessen werden. Die Transferfunktion eines Systems wird bestimmt, indem das Empfangssignal zu einer bekannten Magnetisierung M im Messfeld ins Verhältnis gebracht wird. Die Magnetisierung M wird durch eine Kalibrierspule erzeugt, die parallel zur Empfangsspule ausgerichtet ist

$$M(t) = I(t) \cdot N \cdot A = \frac{U^M(t)}{R} \cdot N \cdot A\,. \tag{5.2}$$

Dabei sind A der Querschnitt der Spule und N die Windungszahl. Der Strom $I(t)$ der Spule wird über die Spannung $U(t)$ bestimmt, die über einen bekannten seriellen Widerstand R gemessen wird.

Durch die Erzeugung eines Rampensignals wird eine Magnetisierung mit breitem Frequenzband generiert. Das Rampensignal kann durch die Überlagerung von Sinussignalen verschiedener Frequenzen approximiert werden.

Die Frequenzkomponenten der Transferfunktion a_k werden über das Verhältnis der Frequenzkomponenten des Empfangssignals u_k und der Magnetisierung

M_k berechnet

$$a_k = \frac{u_k}{M_k} = \frac{u_k \cdot R}{u_k^M \cdot A \cdot N}. \tag{5.3}$$

Die Einheit der Transferfunktion des Empfangspfades ist $\left[\frac{\mathrm{V}}{\mathrm{A \cdot m^2}}\right]$. Nach der Korrektur eines Empfangssignals mit der Transferfunktion hat dieses die Einheit $\left[\mathrm{A \cdot m^2}\right]$, die Einheit des magnetischen Momentes.

Abbildung 5.4 zeigt exemplarisch die gemessenen Transferfunktionen zweier multidimensionaler MPS und zweier Bruker-Scanner. Im Vergleich zu den geschätzten Übertragungsfunktionen zeigen die Frequenzkomponenten der gemessenen Transferfunktionen ein hohes SNR oberhalb von $50\,\mathrm{kHz}$, wo die Empfangsfilter der Systeme das Signal nicht mehr abschwächen.

Die Korrektur der Systemfunktionen einer hybriden und einer Bruker-Scanner-Systemmatrix mit den gemessenen Transferfunktionen ist erfolgreich. Abbildung 5.7 zeigt die hybride Systemfunktion und die Systemfunktion aus dem Bruker-Scanner bei $172{,}10\,\mathrm{kHz}$. Vor der Korrektur mit der Transferfunktion (oben) zeigen die Systemfunktionen zwar ähnliche Strukturen, aber die Phasenwerte unterscheiden sich deutlich. Nach der Korrektur (unten) haben sich die Phasenwerte angenähert.

Nach der Korrektur mit den Transferfunktionen von FUSSY-AMPS und dem Bruker-Scanner konnten die in Kapitel 4.4 gezeigten Rekonstruktionsergebnisse erzielt werden (siehe Abbildung 4.11 und Abbildung 4.12).

5.3.3 Zusammenfassung und Diskussion

Die Systemmatrizen, die mit dem Bruker-Scanner und MPS gemessen wurden, enthalten die gemessenen Spannungswerte, die nicht direkt vergleichbar miteinander sind. In diesem Unterkapitel wurde gezeigt, dass die Systemmatrizen auf eine gemeinsame Basis gebracht werden können, wenn sie entweder mit einer geschätzten Übertragungsfunktion oder gemessenen Transferfunktionen korrigiert werden.

Um eine Übertragungsfunktion erfolgreich schätzen zu können, müssen die Kalibriermessungen in den verschiedenen Systemen identisch sein. Insbesondere ein Unterschied in der Ortsposition der Partikelprobe im FOV oder magnetischen Feld hat einen direkten Einfluss auf die Qualität der geschätzten Übertragungsfunktion.

Die Voxelauswahl der Systemmatrizen hat einen großen Einfluss auf die Schätzung der Übertragungsfunktion und damit auf Rekonstruktionsergebnisse. Insbesondere bei der Auswahl des Zentrumvoxels allein schlägt die Rekonstruktion fehl (siehe Abbildung 5.6). In Kapitel 4.4 wurde identifiziert, dass die im Bruker-Scanner gemessene Systemmatrix eine Verschiebung in z-Richtung um den Nullpunkt aufweist. Bei Auswahl eines größeren Systemmatrixausschnittes wird die Auswirkung des durch die z-Verschiebung induzierten Fehlers geringer. Wenn jedoch nur ein Voxel von Systemmatrizen ausgewählt wird, deren Ortspositionen nicht übereinstimmen, so ist der Fehler in der geschätzten Übertragungsfunktion groß.

Bei der Schätzung einer Übertragungsfunktion wird das Verhältnis der Frequenzkomponenten des Partikelsignals berechnet. Daher schlägt die Berechnung für Frequenzkomponenten, die kein Partikelsignal enthalten und sehr kleine Werte aufweisen, fehl (siehe Abbildung 5.5). Da das Signal für eine Partikelsorte charakteristisch ist, können die verwertbaren Frequenzkomponenten für verschiedene Partikelsorten variieren. Daher müsste eine Übertragungsfunktion für jede Partikelsorte geschätzt werden, was zu vielen Kalibriermessungen führen würde.

Auch wenn die Rekonstruktion von Bildern mit einer geschätzten Übertragungsfunktion möglich ist, hat die Messung der Transferfunktion der Empfangspfade Vorteile. Zum Einen zeigen alle Frequenzkomponenten einer gemessenen Transferfunktion oberhalb der Empfangsfilterwirkung ein gutes SNR, so dass jedes gemessene Signal korrigiert werden kann. Zum Anderen erhält man nach der Korrektur mit einer gemessenen Transferfunktion die Magnetisierung als physikalische Größe, was z. B. für die Visualisierung der Magnetisierungskurve von Partikeln unabdingbar ist (siehe Abbildung 3.4).

In diesem Unterkapitel wurde gezeigt, dass die Messung der Transferfunktion eines Empfangspfades vorteilhaft gegenüber der Schätzung einer Übertragungsfunktion ist. Eine hybride Systemmatrix, die mit der gemessenen Transferfunktion des Empfangspfades korrigiert wurde, repräsentiert das tatsächliche magnetische Moment der Partikelprobe im Systemmatrix-FOV für jede MPI-Bildgebungseinheit mit der gleichen magnetischen Feldsequenz. Sie ist die

Grundwahrheit für das dynamische Verhalten der Partikel in einer MPI-Bildgebungseinheit.

5.4 Korrektur des Sensitivitätsprofils der Empfangsspulen

Das Sensitivitätsprofil $\mathbf{p}(\mathbf{r})$ (siehe (2.5) und (2.13)) einer Empfangsspule beschreibt die Ortsgewichtung der Partikelkonzentration [47]. Bei einer hybriden Systemmatrix ist diese Ortsgewichtung unterschiedlich, da ein MPS kein vom Ort abhängiges Empfangsprofil aufweist. Wenn dieser Umstand nicht berücksichtigt wird, kann es bei der Bildrekonstruktion mit einer hybriden Systemmatrix zu einer hohen Signalgewichtung in den Regionen kommen, wo die Empfangsspule der MPI-Bildgebungseinheit eine hohe Sensitivität aufweist. Daher ist die Korrektur einer hybriden Systemmatrix insbesondere dann wichtig, wenn Messdaten rekonstruiert werden, die mit Empfangsspulen mit einem inhomogenen Sensitivitätsprofil wie in [E24, E25] aufgenommen wurden.

Die Transferfunktion des Empfangspfades (siehe Kapitel 5.3) korrigiert die relative Sensitivität beider Systeme für das Zentrum des Messfeldes. Allerdings wird dadurch die Ortsgewichtung der Empfangsspule nicht berücksichtigt. Daher muss zusätzlich das Sensitivitätsprofil der Empfangsspulen bestimmt und auf das Spulenzentrum normalisiert werden. Dies kann entweder durch eine Simulation mittels des Biot-Savart-Gesetzes oder durch die Messung der Ortsabhängigkeit der Transferfunktion auf dem Gitter der Systemmatrix passieren. Die mit der Transferfunktion korrigierte hybride Systemmatrix kann dann mit dem resultierenden Sensitivitätsprofil multipliziert und für eine Bildrekonstruktion verwendet werden.

Um die Sensitivitätsprofilkorrektur zu demonstrieren, wurden für dieses Unterkapiel Experimente mit einer gradiometrischen Empfangsspule durchgeführt, die ein inhomogenes Sensitivitätsprofil aufweist [E24]. Eine Partikelprobe wurde an 14×14 Positionen des Messfeldes bewegt und dort gemessen. Die Messungen wurden mit einer hybriden Sytemmatrix und einer Systemmatrix, die in der Empfangsspule gemessen wurde, rekonstruiert. Um die Rekonstruktionsergebnisse zu vergleichen, wurden die Grauwerte der rekonstruierten Bilder aufsummiert und den entsprechenden Ortspositionen der Partikelprobe zugeordnet.

5.4.1 Messungen

Die gradiometrische Empfangsspule wurde im Bruker-Scanner installiert und anstelle des x-Empfangskanals des Bruker-Scanners benutzt. Eine 2D-Systemmatrix wurde im Bruker-Scanner mit Anregungsfeldamplituden von $12\,\mathrm{mT}$ in x- und y-Richtung gemessen. Der Gradient in z-Richtung wurde auf $2\,\mathrm{T\,m^{-1}}$ und $1\,\mathrm{T\,m^{-1}}$ in x- und y-Richtung eingestellt, was zu einem Anregungs-FOV von $24\,\mathrm{mm} \times 24\,\mathrm{mm}$ führt. Allerdings wurde nur ein Ausschnitt von $20\,\mathrm{mm} \times 20\,\mathrm{mm}$ mit 20×20 Pixeln gemessen. Als Partikelprobe wurde Perimag ($1\,\mathrm{\mu l}$, $25\,\mathrm{mg/ml}$) verwendet und das Empfangssignal 100fach gemittelt.
Eine zweite kleinere Systemmatrix wurde mit der gleichen Partikelprobe mit einem Systemmatrix-FOV der Größe $14\,\mathrm{mm} \times 14\,\mathrm{mm}$ und einer Diskretisierung von 14×14 Pixeln aufgenommen. Die Messparameter waren für beide Messungen konstant. Diese zweite Systemmatrix wurde für die Rekonstruktion als 14×14 Punktmessungen verwendet.
Eine hybride 2D-Systemmatrix wurde im MPS FUSSY-AMPS (siehe Kapitel 3.4.1) mit den gleichen Anregungsfeldamplituden gemessen. Die Offsetfelder wurden in x- und y-Richtung mit einer Schrittweite von $0{,}5\,\mathrm{mT}$ im Bereich von $[-14\,\mathrm{mT}, 14\,\mathrm{mT}]$ variiert. Die 57×57 gemessenen Offsetfeldpunkte emulieren ein Systemmatrix-FOV der Größe $28\,\mathrm{mm} \times 28\,\mathrm{mm}$ im Bruker-Scanner. Wieder wurde Perimag ($60\,\mathrm{\mu l}$, $12{,}5\,\mathrm{mg/ml}$) als Partikelprobe verwendet. Das Empfangssignal wurde 50fach gemittelt.
Das Sensitivitätsprofil der gradiometrischen Empfangsspule wurde über das Biot-Savart-Gesetz simuliert (siehe Abbildung 5.8 links). Die hybride Systemmatrix wurde mit dem simulierten Sensitivitätsprofil durch eine punktweise Multiplikation korrigiert.
Die 14×14 Partikelpositionsmessungen wurden mit der Systemmatrix aus dem Bruker-Scanner sowie der unkorrigierten und korrigierten hybriden Systemmatrix rekonstruiert. Die Frequenzauswahl für die Rekonstruktionen war konstant. Es wurde ein unregularisierter Kaczmarz-Algorithmus mit einer Iteration benutzt.

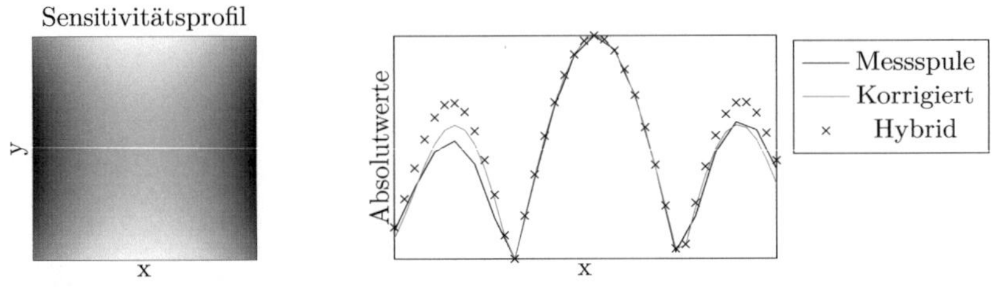

Abbildung 5.8: Korrektur einer hybriden Systemfunktion mit dem Sensitivitätsprofil einer Messspule. Das Sensitivitätsprofil einer gradiometrischen Empfangsspule (links) wurde mittels des Biot-Savart Gesetzes simuliert und eine Systemmatrix mit der Spule gemessen. Die normierten Linienprofile (rechts) der Systemfunktion bei der fünften Harmonischen der Anregungsfrequenz sowie der entsprechenden hybriden Systemfunktion unterscheiden sich bzgl. der Amplitude der seitlichen Wellenberge. Die Korrektur der hybriden Systemfunktion mit dem simulierten Sensitivitätsprofil reduziert die Unterschiede zwischen den Systemfunktionen. Die Systemfunktion der Messspule zeigt unterschiedlich hohe seitliche Wellenberge und kann durch die hybride Systemmatrix nicht wiedergegeben werden. Die unterschiedlich hohen Wellenberge können durch eine Verkippung der Spule erklärt werden, die im simulierten Sensitivitätsprofil nicht berücksichtigt ist.

5.4.2 Ergebnisse

Abbildung 5.8 zeigt das simulierte Sensitivitätsprofil der gradiometrischen Empfangsspule im Systemmatrix-FOV der hybriden Systemmatrix (links). Auf der rechten Seite sind normalisierte Linienprofile aller drei Systemfunktionen (fünfte Harmonische der Anregungsfrequenz) abgebildet. Die seitlichen Wellenberge des Linienprofils der gradiometrischen Empfangsspule sind kleiner als beim hybriden Linienprofil. Des Weiteren sind diese seitlichen Wellenberge unterschiedlich hoch, was durch eine Verkippung der Empfangsspule in der Bohrung des Bruker-Scanners erklärbar ist. Das um das Sensitivitätsprofil korrigierte Linienprofil ist dem der gradiometrischen Empfangsspule angenähert. Das Höhenverhältnis zwischen mittlerem und rechtem seitlichen Wellenberg konnte erfolgreich angeglichen werden.

Die Grauwerte für jedes der 14×14 rekonstruierten Bilder, die jeweils eine Probenposition repräsentieren, wurden summiert um die Sensitivitätsprofilkorrektur zu evaluieren. Die aufsummierten Grauwerte werden den korrespondierenden Ortspositionen der Partikelprobe zugeordnet (siehe Abbildung 5.9). Wenn die Messungen mit der Systemmatrix aus dem Bruker-Scanner rekonstruiert werden, gibt es eine zufällige Verteilung unterschiedlicher Intensitätswerte. Das Verhältnis zwischen größtem und kleinstem aufsummierten Grauwert

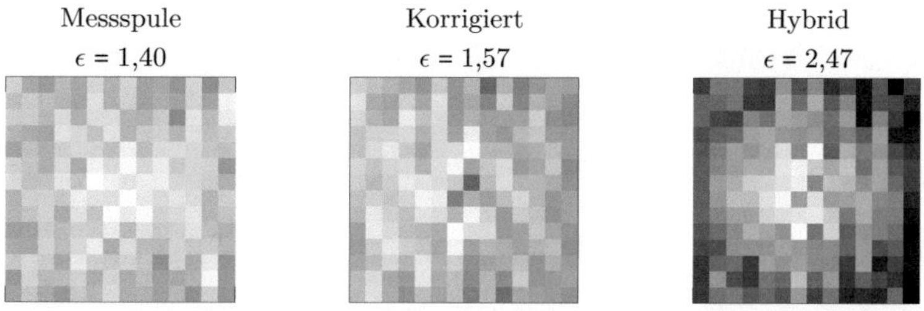

Abbildung 5.9: Vergleich der Grauwertsummenverteilungen bei rekonstruierten Bildern. Eine Partikelprobe wurde an 14×14 Ortspunkten gemessen. Dafür wurde eine gradiometrische Empfangsspule mit einem inhomogenen Sensitivitätsprofil verwendet (siehe Abbildung 5.8). Die Partikelpositionsmessungen wurden mit einer Systemmatrix rekonstruiert, die in der Empfangsspule aufgenommen wurde, sowie mit einer hybriden Systemmatrix und mit der um das Sensitivitätsprofil der Empfangsspule korrigierten hybriden Systemmatrix. Die Bilder zeigen die den Probenpositionen zugeordneten summierten Grauwerte für jedes der 14×14 rekonstruierten Bilder. Das Verhältnis zwischen maximalem und minimalem Wert der verwendeten Grauwertskala ist konstant. Die mit der unkorrigierten hybriden Systemmatrix (rechts) rekonstruierten Bilder sind heller, wenn die Partikelprobe in der Nähe des Zentrum des FOV war, was der Signalgewichtung des Sensitivitätsprofils entspricht. Das Verhältnis ϵ zwischen maximalem und minimalem aufsummierten Grauwert ist 1,76fach höher als bei der Rekonstruktion mit der originären Systemmatrix der Empfangsspule (links). Da die Systemmatrix das Sensitivitätsprofil kodiert, ist die Verteilung der summierten Grauwerte homogener. Nach der Korrektur der hybriden Systemmatrix mit dem simulierten Sensitivitätsprofil (Mitte) sinkt das Verhältnis ϵ auf einen ähnlichen Wert wie bei der Rekonstruktion mit der Systemmatrix der Empfangsspule. Die Ortsgewichtung im Zentrum des FOV ist nicht mehr zu beobachten.

beträgt $\epsilon = 1{,}40$. Ein Wert von $\epsilon = 1$ würde bedeuten, dass jedes rekonstruierte Bild die gleiche Grauwertsumme hat, was bei einem idealen System zu erwarten wäre.

Wenn die 14×14 Probenpositionen mit der unkorrigierten hybriden Systemmatrix rekonstruiert werden, ist die Verteilung der aufsummierten Grauwerte inhomogen. Hier sind die aufsummierten Grauwerte größer, wenn die Partikelprobe im Zentrum des FOV war. Das Verhältnis zwischen den aufsummierten Grauwerten beträgt $\epsilon = 2{,}47$ und ist damit 1,76fach so hoch wie für die rekonstruierten Bilder mit der Systemmatrix aus dem Bruker-Scanner.

Nach der Rekonstruktion mit der korrigierten hybriden Systemmatrix sinkt das Grauwertsummenverhältnis auf $\epsilon = 1{,}57$ und gleicht sich dem Wert für die Rekonstruktionen mit der Systemmatrix aus dem Bruker-Scanner an. Eine Fokussierung hoher Grauwertsummen für Partikelproben nahe des FOV-Zentrums ist nicht festzustellen.

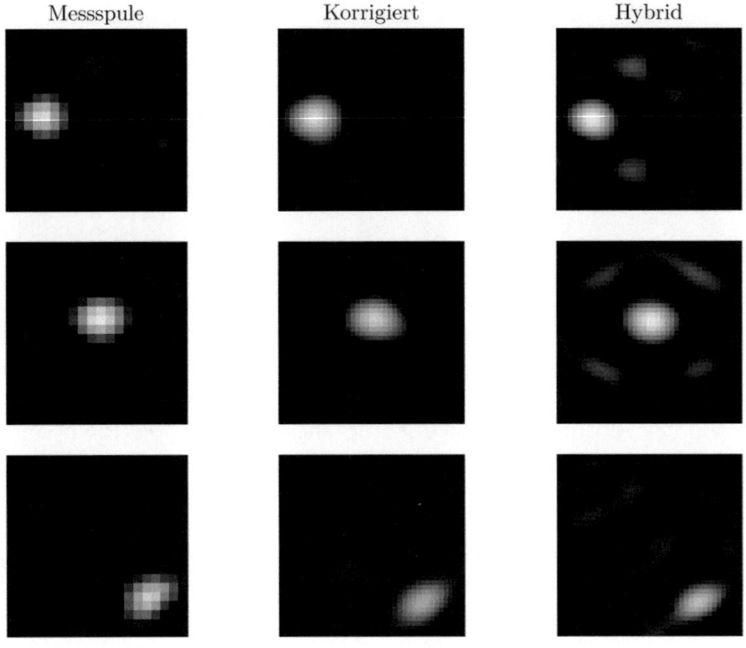

Abbildung 5.10: Vergleich von rekonstruierten Bildern einer Partikelprobe mit der Systemmatrix einer Empfangsspule mit inhomogenem Sensitivitätsprofil (links), einer hybriden Systemmatrix (rechts) und der um das Sensitivitätsprofil korrigierten hybriden Systemmatrix (Mitte). Für die Rekonstruktionen wurde ein unregularisierter Kaczmarz-Algorithmus mit einer Iteration und einer konstanten Frequenzauswahl verwendet. Die mit der unkorrigierten hybriden Systemmatrix rekonstruierten Bilder (rechts) weisen starke Artefakte auf. Viele der Artefakte sind in den mit der korrigierten hybriden Systemmatrix rekonstruierten Bildern (Mitte) nicht zu finden. Die verbleibenden Artefakte sind auch in den Bildern erkennbar, die mit der empfangsspuleneigenen Systemmatrix rekonstruiert wurden (links).

Abbildung 5.10 zeigt rekonstruierte Bilder von Punktmessungen an drei verschiedenen Ortspositionen. Die Bilder wurden mit der Systemmatrix aus dem Bruker-Scanner sowie der unkorrigierten und korrigierten hybriden Systemmatrix rekonstruiert. Da die Ortsdiskretisierung und das Systemmatrix-FOV der hybriden Systemmatrix größer als bei der Systemmatrix aus dem Bruker-Scanner sind, ist hier die Ortsauflösung in den rekonstruierten Bildern höher (mittlere und rechte Spalte). Die Hintergrundartefakte der Bilder, die mit der unkorrigierten hybriden Systemmatrix rekonstruiert wurden, sind stark ausgeprägt. Nach der Korrektur der hybriden Systemmatrix mit dem Sensitivitätsprofil der gradiometrischen Empfangsspule verschwindet ein Großteil der Artefakte. Die verbleibenden Artefakte sind auch in den mit der Bruker-Scanner-Systemmatrix rekonstruierten Bildern zu finden.

5.4.3 Zusammenfassung und Diskussion

In diesem Unterkapitel konnte gezeigt werden, dass eine hybride Systemmatrix mit dem simulierten Sensitivitätsprofil einer Empfangsspule erfolgreich korrigiert werden kann. Die Korrektur verbessert Rekonstruktionsergebnisse, die mit der hybriden Systemmatrix erzielt werden.

Die Korrektur mit dem Sensitivitätsprofil gleicht die Linienprofile von hybriden Systemfunktionen an die der Empfangsspule an. Dabei muss die exakte Positionierung der Empfangsspule bekannt und in der Simulation berücksichtigt werden. Die gezeigte Abweichung der seitlichen Wellenberge in Abbildung 5.8 resultiert aus einer Verkippung der Empfangsspule in der Bohrung des Bruker-Scanners, die nicht in die Simulation integriert wurde.

Die heterogene Grauwertsummenverteilung kann reduziert werden, wenn die hybride Systemmatrix mit dem simulierten Sensitivitätsprofil korrigiert wird. Bei der Rekonstruktion mit einer unkorrigierten hybriden Systemmatrix sind die Grauwertsummen größer für Probenpositionen nahe des Zentrums des Messfeldes als am Rand (siehe Abbildung 5.9 rechts). Diese Ortsgewichtung des FOV-Zentrums kann nach der Korrektur der hybriden Systemmatrix nicht mehr beobachtet werden (siehe Abbildung 5.9 Mitte). Dennoch wird das originäre Verhältnis zwischen maximalem und minimalem Grauwert ($\epsilon = 1{,}40$) auch hier nicht erreicht. Dieser Fehler kann durch eine Verkippung der Empfangsspule und dem daraus resultierenden Fehler bei der Korrektur der hybriden Systemmatrix erklärt werden.

Die mit der korrigierten hybriden Systemmatrix rekonstruierten Bilder zeigen die gleichen Hintergrundartefakte wie bei der Rekonstruktion mit der Bruker-Scanner-Systemmatrix. Die Sensitivitätsprofilkorrektur korrigiert offenbar nicht nur die Ortsgewichtung im FOV, sondern verbessert auch die Rekonstruktion hinsichtlich der Hintergrundartefakte (siehe Abbildung 5.10).

5.5 Zusammenfassung

In diesem Kapitel wurde gezeigt, dass die Messung von Systemmatrizen für Partikelmischungen durch die Summation von Systemmatrizen der einzelnen Partikelsorten emuliert werden kann. Es wurde demonstriert, dass die Linearität des Partikelsignals auch für Systemmatrizen von unterschiedlichen Partikelsorten gilt. Die Transferfunktionen der Empfangspfade verschiedener MPS- und MPI-Systeme wurden erstmals gemessen und Partikelsignale damit korrigiert. Das inhomogene Sensitivitätsprofil einer gradiometrischen Empfangsspule wurde simuliert, eine hybride Systemmatrix damit korrigiert und die Korrektur anhand von Phantommessungen validiert.

Es wurden wichtige Schritte unternommen, um die globale Anzahl von gemessenen Systemmatrizen reduzieren zu können und die Austauschbarkeit von Systemmatrizen zu demonstrieren.

In Kapitel 4 wurde gezeigt, dass die Signalgenerierung in einer MPI-Bildgebungseinheit durch ein MPS emuliert werden kann. Durch das Sensitivitätsprofil von Empfangsspulen kann das induzierte Partikelsignal zwischen verschiedenen Systemen variieren, was sowohl die Intensitätsverteilung im rekonstruierten Bild verfälscht als auch zu starken Rekonstruktionsartefakten führt. Eine hybride Systemmatrix kann mit dem simulierten oder gemessenen Sensitivitätsprofil auf das Zielsystem angepasst werden.

In einer MPI-Bildgebungseinheit können sehr kleine dedizierte Empfangsspulen verwendet werden, um die Sensitivität einer Messung zu erhöhen. Je nach Spulengröße kann die Aufnahme einer Systemmatrix innerhalb der Empfangsspule zur Herausforderung werden. In einem solchen Szenario muss eine Systemmatrix ohne diese Empfangsspule gemessen werden, später aber auf das Sensitivitätsprofil der Spule angepasst werden.

Das in den Empfangsspulen induzierte Partikelsignal wird durch den Empfangspfad des MPS- bzw. MPI-Systems gedämpft und verzögert. Die Dämpfung und Verzögerung kann über die Transferfunktion beschrieben werden. Die Transferfunktion eines Empfangspfades kann gemessen und die Empfangssignale damit korrigiert werden. Dies führt die Empfangssignale auf das im Messfeld erzeugte magnetische Moment und damit auf eine Basis zurück, die

systemübergreifend ist. Somit können Messdaten zwischen verschiedenen MPS- und MPI-Systemen ausgetauscht werden.
In diesem Kapitel wurde die Empfangskette bei MPI analysiert und auf die Messung einer hybriden Systemmatrix appliziert. Bei gleicher Magnetfeldsequenz und Partikelprobe kann eine hybride Systemmatrix, die mit den vorgestellten Schritten korrigiert wurde, eine Systemmatrix aus einer MPI-Bildgebungseinheit vollständig ersetzen.

5.6 Ausblick

Es wurde gezeigt, dass Systemmatrizen für Partikelmischungen durch die Summation von Systemmatrizen der einzelnen Partikelsorten errechnet werden. Des Weiteren wurde gezeigt, dass eine hybride Systemmatrix eine herkömmliche Systemmatrix ersetzen kann, wenn sie mit dem Sensitivitätsprofil der Empfangsspulen und der Transferfunktion des Empfangspfades korrigiert wurde. Dies eröffnet die Möglichkeit, global nur noch eine Systemmatrix pro Partikelprobe und Anregungsparametersatz zu messen. Diese sollte in einem hochsensitiven System gemessen werden, das eine sehr hohe Diskretisierung des Messfeldes erlaubt. Die Messung einer hybriden Systemmatrix in einem MPS ist dafür ideal. Die gemessene hybride Systemmatrix kann dann in einer Datenbank gespeichert werden.
Für die Rekonstruktion einer Messung in einer MPI-Bildgebungseinheit kann dann die hybride Systemmatrix aus der Datenbank herangezogen werden. Falls eine Partikelmischung für die Messung benutzt wurde, so kann die benötigte Systemmatrix durch die Summation der hybriden Systemmatrizen der einzelnen Partikelsorten hergestellt werden. Dies gilt mit der Einschränkung, dass die Partikel nicht interagieren.
Das Sensitivitätsprofil der Empfangsspulen des Zielsystems muss einmalig gemessen oder simuliert werden. Die benötigte hybride Systemmatrix wird auf das Sensitivitätsprofil angepasst.
Zum Schluss werden sowohl die hybride Systemmatrix als auch die Messung aus der MPI-Bildgebungseinheit mit der Transferfunktion des jeweiligen Empfangspfades korrigiert. Auch diese muss einmalig gemessen werden.

6
Hybride Phantome

Multidimensionale MPS ermöglichen die messbasierte Evaluation von Partikeln, Rekonstruktionsalgorithmen und Feldsequenzen ohne MPI-Bildgebungseinheiten. Dazu werden hybride Phantome in einem MPS gemessen und mit hybriden Systemmatrizen rekonstruiert. Das sehr hohe SNR der Empfangssignale und die Flexibilität beim Erstellen der hybriden Phantome ermöglichen eine zukunftsorientierte messbasierte Erforschung von MPI-Parametern.
Teile dieses Kapitels wurden in [E11, E3] veröffentlicht.

6.1 Einleitung

In Kapitel 4 und [E2, E5, E23] wurde gezeigt, dass multidimensionale MPS die gleichen magnetischen Anregungsfelder wie MPI-Bildgebungseinheiten erzeugen können. Hybride Systemmatrizen können gemessen werden, wenn magnetische Offsetfelder im MPS superponiert werden. Da die Distanz zwischen Probe und Empfangsspulen in einem MPS sehr klein ist, ist das MPS-SNR im Vergleich zu einer MPI-Bildgebungseinheit sehr hoch und die Messergebnisse entsprechend besser.
Mit den hybriden Systemmatrizen konnten in MPI-Bildgebungseinheiten gemessene Phantomdaten erfolgreich rekonstruiert werden. Das hohe SNR hybrider Systemmatrizen wirkt sich positiv auf Rekonstruktionsergebnisse aus, sodass die Qualität der Bilder nur noch durch das SNR der Phantommessung limitiert ist. Da die Ortsauflösung vom SNR abhängt, ist auch sie durch das SNR der Phantommessung limitiert [46].
Phantommessungen in MPI-Bildgebungseinheiten und deren Rekonstruktion dienen der Evaluation von neuen Partikelarten, neuer Rekonstruktionsalgorithmen, Feldsequenzen oder Hardware-Komponenten der MPI-Bildgebungseinheit bzgl. ihrem Einfluss auf die Orts- und Zeitauflösung sowie die Sensitivität. Sowohl die Ortsauflösung als auch die Sensitivität werden durch die Hardwarekomponenten des MPI-Systems bzw. das SNR beeinflusst. Forschungsergebnisse, die ein geringes SNR aufweisen, können daher von solchen abweichen, die mit hohem SNR erzielt werden.
Simulationsstudien haben die Eigenschaften von Feldsequenzen und Rekonstruktionsalgorithmen untersucht [28, 48]. Jedoch ist die korrekte Formulierung eines mehrdimensionalen Partikelmodells schwierig und häufig an das

vereinfachte Langevin-Modell der Partikel gebunden, was gerade bei mehrdimensionalen Feldsequenzen zu unpräzisen Ergebnissen führt [19, 24, 28]. Daher werden hier hybride Phantome vorgestellt, um Schlüsselparameter bei MPI zu untersuchen. Mit einem MPS kann das tatsächliche Partikelverhalten gemessen werden, ohne dass eine MPI-Bildgebungseinheit benötigt wird.

Die Anforderungen an die Konstruktion von geeigneten Phantomen für MPI werden mit der fortschreitenden Entwicklung von MPI immer höher. Das Material der Phantome muss beständig und undurchlässig genug sein, damit die Nanopartikel nicht diffundieren und das Lösungsmedium nicht verdunsten kann. Wiederum muss es vielseitig genug sein, um auch komplexe Strukturen wie z. B. Gefäßphantome oder ineinander verschachtelte Strukturen herstellen zu können. Es darf nicht ferromagnetisch sein, um keine Artefakte bei der Bildrekonstruktion zu induzieren. Um eine Ortsauflösung im Submillimeterbereich nachweisen zu können, müssen beständige Trennwände mit einer Dicke im Mikrometerbereich hergestellt werden können.

Selbstsynthetisierte Partikel werden häufig zunächst in kleinen Chargen hergestellt. Wenn ein Phantom mit großem Volumen gemessen wird, so muss dieses mit einer entsprechenden Menge an Partikeln befüllt werden. Mit sinkender Partikelkonzentration sinkt auch das SNR der Messung, was wiederum Auswirkungen auf das Rekonstruktionsergebnis der Messung hat.

Für den Nachweis von Konzentrationsunterschieden in verschiedenen Kavitäten eines Phantoms ist die anspruchsvolle, präzise Verdünnung von Partikeln notwendig. Ein Fehler ist retrospektiv nicht nachvollziehbar und nur durch Wiederholung zu identifizieren.

Die Emulation von Phantomen bzw. die hybride Messung von Phantomen eröffnet die Möglichkeit, das gemessene Partikelsignal von den Anforderungen an das SNR einer MPI-Bildgebungseinheit, die Konstruktion komplexer Phantome und die Partikelmenge zu entkoppeln.

Die bei MPI gemessene Spannung $u(t)$ wird durch eine Magnetisierungsänderung induziert. Da idealerweise nur die Partikel ihre Magnetisierung ändern und diese auf das Volumen des Phantoms begrenzt sind, kann das Integral für das Messsignal auf den Bereich des Phantoms Ω_P eingegrenzt werden

$$\begin{aligned}
u(t) &\propto \int_{\Omega} \frac{\partial}{\partial t} M(r,t) d^3 r \\
&= \int_{\Omega} \frac{\partial}{\partial t} c(r) \bar{m}(||B(r,t)||_2) e_B d^3 r \\
&= \int_{\Omega_P} \frac{\partial}{\partial t} c(r) \bar{m}(||B(r,t)||_2) e_B d^3 r \\
&\approx \sum_{i=0}^{N-1} \frac{\partial}{\partial t} c(r_i) \bar{m}(||B(r_i,t)||_2) e_B, \\
\Omega &= \{r \in \mathbb{R}^3\},\ \Omega_P = \{r \in \mathbb{R}^3 \mid c(r) \neq 0\}\,.
\end{aligned} \tag{6.1}$$

Ein Phantom kann in N Teilkomponenten diskretisiert und die Magnetisierungsänderung der N Phantomkomponenten können sequentiell gemessen werden. Das setzt voraus, dass die Partikel innerhalb des Phantoms bzw. zwischen den N Phantomkomponenten nicht interagieren. Die Summe über die N gemessenen Spannungen $u_i(t)$ entspricht dann der Spannung $u(t)$, die für das vollständige Phantom gemessen würde

$$\begin{aligned}
u(t) &= \sum_{i=0}^{N-1} u_i(t) \\
&\propto \sum_{i=0}^{N-1} \frac{\partial}{\partial t} c(r_i) \bar{m}(||B(r_i,t)||_2) e_B\,.
\end{aligned} \tag{6.2}$$

Die diskrete Formulierung von (6.1) und (6.2) wird verwendet, um ein hybrides Phantom zu messen. Dafür wird ein Softwarephantom erzeugt und diskretisiert. Da ein MPS ein infinitesimales Volumen in einer MPI-Bildgebungseinheit emulieren kann (siehe Kapitel 4.2), können die diskreten Punkte des Phantoms sequentiell im MPS gemessen werden. Die Summe der Empfangssignale (siehe (6.2)) emuliert die Messung in einer MPI-Bildgebungseinheit.

Da ein MPS kein FOV aufweist, werden die räumlichen Ausdehnungen des simulierten Phantoms in magnetische Offsetfelder übersetzt. Der Zusammenhang zwischen magnetischem Offsetfeld und Ortsposition erfolgt durch die

Gradientenfeldstärke in der MPI-Bildgebungseinheit (siehe (2.9)).
In [E63, E27] wurde die Ortsauflösung von Partikeln anhand von MPS-Daten untersucht. Dabei wurde simuliertes Rauschen auf die Messergebnisse addiert, um die Detektionsgrenze einer MPI-Bildgebungseinheit zu approximieren. Verschiedene Partikelarten wurden mithilfe von hybriden Systemmatrizen und hybriden Phantomen bzgl. ihrer Ortsauflösung untersucht und die Ergebnisse mit denen aus einer MPI-Bildgebungseinheit verglichen [E49]. Die Auswirkung einer Kopplung zwischen den Sendespulen einer MPI-Bildgebungseinheit auf die Feldsequenz und das rekonstruierte Bild wurden mithilfe hybrider Daten in [E12, E13] untersucht.
In diesem Kapitel wird der Nutzen hybrider Phantome anhand von verschiedenen Experimenten sowohl mit statischen als auch mit dynamischen hybriden Phantomen demonstriert. Es wird untersucht, welche Ortsauflösung bei eindimensionaler und multidimensionaler Anregung im MPS erzielt werden kann, wenn hybride Phantome mit hybriden Systemmatrizen rekonstruiert werden. Des Weiteren wird untersucht, ob die Einbeziehung der induzierten Spannungssignale von orthogonalen Empfangsspulen in die Rekonstruktion vorteilhaft für die Bildqualität ist. Die Ortsauflösung im rekonstruierten Bild wird durch eine Phasenvariation der multidimensionalen Lissajoustrajektorie verbessert. Zudem wird ein dynamisches Phantom emuliert und auftretende Bewegungsartefakte durch eine Modifikation des Rekonstruktionsalgorithmus reduziert.

6.2 Ortsauflösung mit 1D-Anregung

Eindimensionale Anregungsfelder werden in MPS für Partikelanalysen sowie in MPI-Bildgebungseinheiten für kartesische Trajektorien oder in FFL-MPI-Systemen für die Translation der FFL verwendet. Die rekonstruierten Bilder profitieren dabei von einer höheren Ortsauflösung entlang der Anregungsrichtung [88]. Insbesondere bei eindimensionalen Anregungsfeldern können die Bilder der Partikelverteilung mit dem X-Space-Ansatz rekonstruiert werden. Auch wenn der X-Space-Ansatz mathematisch äquivalent zur systemmatrixbasierten Rekonstruktion ist [2], konnten in [43] bessere Rekonstruktionsergebnisse mit der systemmatrixbasierten Rekonstruktion erzielt werden.

In diesem Unterkapitel wird untersucht, welche Ortsauflösung mit eindimensionaler Anregung in rekonstruierten Bildern erzielt werden kann, wenn sowohl die Systemmatrix als auch die Phantomdaten in einem MPS emuliert worden sind. Dazu werden eine hybride 1D-Systemmatrix und ein hybrides 1D-Auflösungsphantom in einem multidimensionalen MPS gemessen. Dabei werden sowohl parallel als auch orthogonal zur Anregungsrichtung Empfangssignale aufgenommen. Üblicherweise werden bei der Rekonstruktion die Spannungssignale der Empfangskanäle einbezogen, die parallel zu einer Anregungsrichtung detektiert werden. In [E23, 31] wurde supponiert, dass die Rekonstruktion der orthogonalen Spannungssignale die Qualität der rekonstruierten Bilder verbessern kann. Die Einbeziehung zusätzlicher Empfangskanäle in die systemmatrixbasierte Rekonstruktion wird hier untersucht.

6.2.1 Messungen

In dem multidimensionalen MPS FUSSY-AMPS wird eine hybride 1D-Systemmatrix aufgenommen. Das Anregungsfeld hat eine Amplitude von $12\,\mathrm{mT}$ und eine Frequenz von $24{,}510\,\mathrm{kHz}$. Das Offsetfeld H_0 wird mit einer Schrittweite von $0{,}25\,\mathrm{mT}$ im Bereich $[-12\,\mathrm{mT}, 12\,\mathrm{mT}]$ variiert. Das Empfangssignal wird 16.000fach gemittelt, dies entspricht einer Messzeit pro Punkt von $0{,}65\,\mathrm{s}$. Als Partikelprobe werden $30\,\mu\mathrm{l}$ Perimag mit einer Partikelkonzentration von $12{,}5\,\mathrm{mg}\,\mu\mathrm{l}^{-1}$ verwendet.

Mit der gleichen Partikelprobe und den selben Anregungsfeld- und Aufnahmeparametern werden zehn hybride Zweipunktphantome erzeugt (siehe (6.2)). Die beiden Punkte haben jeweils eine Distanz von $0{,}6\,\mathrm{mT}$ und sind um die Offsetfeldpositionen $[\pm 1\,\mathrm{mT}, \pm 3\,\mathrm{mT}, \pm 5\,\mathrm{mT}, \pm 7\,\mathrm{mT}, \pm 9\,\mathrm{mT}]$ zentriert.

Die hybriden Phantome werden mit der hybriden Systemmatrix rekonstruiert. Bei der Rekonstruktion werden Frequenzkomponenten zwischen $65\,\mathrm{kHz}$ und $2\,\mathrm{MHz}$ berücksichtigt, die einen minimalen SNR-Wert von 10 haben. Die Rekonstruktion erfolgt mit einem unregularisierten Kaczmarz-Algorithmus mit 500 Iterationen. Zuerst wird für die Rekonstruktion nur das Empfangssignal der parallel zur Anregungsrichtung sensitiven Spule berücksichtigt, später werden alle Empfangssignale für die Rekonstruktion benutzt.

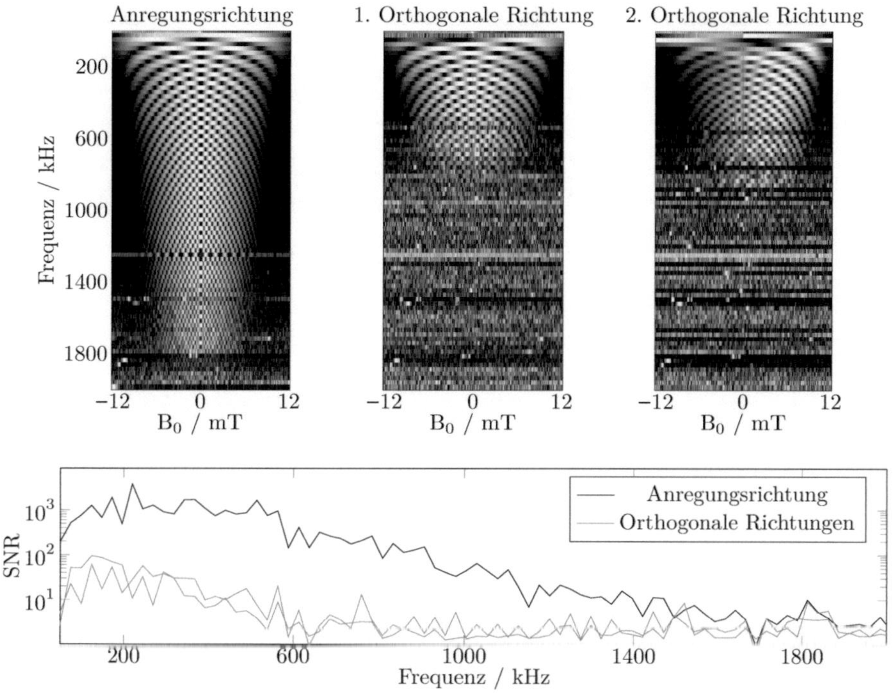

Abbildung 6.1: Hybride 1D-Systemmatrix für 1D-Anregung und SNR der Systemmatrixmessung. In der Systemmatrix des parallel zur Anregungsrichtung verlaufenden Empfangskanals (links oben) können Strukturen bis 1,8 MHz aufgelöst werden, oberhalb davon sind die Systemfunktionen verrauscht. Die Systemmatrizen der orthogonal zur Anregungsrichtung sensitiven Empfangskanäle (oben mittig und rechts oben) zeigen Strukturen bis 700 kHz. Der SNR-Graph zeigt einen korrespondierenden Verlauf.

6.2.2 Ergebnisse

Abbildung 6.1 zeigt die hybriden Systemmatrizen, die von den parallel und orthogonal zur Anregungsrichtung sensitiven Empfangsspulen aufgenommen wurden. Zur Visualisierung wurden die Absolutwerte der einzelnen Frequenzkomponenten auf einen gemeinsamen Wertebereich normiert. Der SNR-Graph in Abbildung 6.1 zeigt, dass die Systemmatrizen der orthogonalen Empfangskanäle Frequenzkomponenten bis zu 600 kHz aufweisen, deren SNR-Werte größer als 10 sind.

Abbildung 6.2 zeigt die Rekonstruktionsergebnisse der zehn Zweipunktphantome. Diese werden einerseits als versetzte Grauwertbilder und andererseits als Intensitätsgraphen dargestellt. Ohne Berücksichtigung der Frequenzkomponenten aus den orthogonalen Empfangskanälen entstehen starke Rekonstrukti-

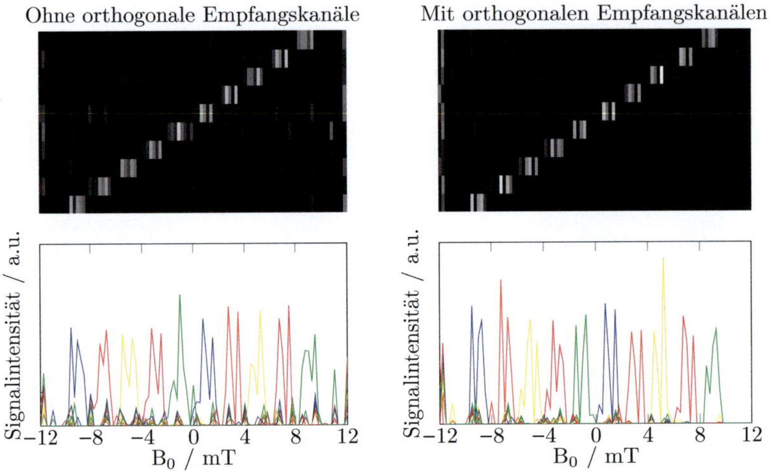

Abbildung 6.2: Rekonstruktionen von hybriden 1D-Auflösungsphantomen bei 1D-Anregung. Zwei $0{,}6\,\mathrm{mT}$ voneinander entfernte Punkte wurden mit einer Schrittweite von $2\,\mathrm{mT}$ durch das Anregungsfeld bewegt. Die zur Rekonstruktion verwendete hybride Systemmatrix hat eine Auflösung von $0{,}25\,\mathrm{mT}$. Es werden die Rekonstruktionen als Bilder (oben) und als Intensitätsgraphen (unten) gezeigt. Die Rekonstruktionen erfolgten unter Berücksichtigung der induzierten Spannungssignale des zur Anregungsrichtung parallelen Empfangskanales (links) bzw. auch der orthogonalen Empfangskanäle (rechts). Nach der Einbeziehung der orthogonalen Empfangskanäle können unter Verwendung des FWHM-Kriteriums alle bis auf ein Phantom voneinander getrennt werden. Wenn nur der parallele Empfangskanal berücksichtigt wird, können nur sieben Phantome aufgelöst werden. In einer MPI-Bildgebungseinheit entspricht eine Auflösung von $0{,}6\,\mathrm{mT}$ einer Ortsauflösung von $240\,\mu\mathrm{m}$ bei einer Gradientenfeldstärke von $2{,}5\,\mathrm{T\,m^{-1}}$.

onsartefakte, insbesondere an den Rändern des FOV. Unter Verwendung des FWHM (Halbwertsbreite, *englisch: full width at half maximum*)-Kriteriums und eines kleinen Schwellwertes können sieben Phantome erfolgreich getrennt werden.

Wenn die Frequenzkomponenten der orthogonalen Empfangskanäle in der Rekonstruktion berücksichtigt werden, werden die Rekonstruktionsartefakte schwächer und weniger. Das SNR der rekonstruierten Bilder steigt. Dennoch verbleiben starke Artefakte an der linken Seite des FOV. Neun Phantome können mit dem FWHM-Kriterium voneinander getrennt werden.

6.2.3 Zusammenfassung und Diskussion

In diesem Unterkapitel wurde die emulierte Ortsauflösung für eine Partikelprobe mit einer 1D-Anregung untersucht. Die beiden Punkte eines Phantoms mit einer Distanz von 0,6 mT zueinander konnten in den meisten Fällen voneinander getrennt werden. Diese Distanz entspricht einem Ortsabstand in einer MPI-Bildgebungseinheit von 240 µm bei einer Gradientenfeldstärke von $2{,}5\,\mathrm{T\,m^{-1}}$, wie ihn der Bruker-Scanner in z-Richtung aufweist [Man.3]. Die FFL-MPI-Bildgebungseinheit Kolibri weist einen noch höheren Gradienten von $5\,\mathrm{T\,m^{-1}}$ auf [E30]. Hier entspricht die aufgelöste Distanz von 0,6 mT einem Ortsabstand von 120 µm.
Diese Ortsauflösung wird in MPI-Bildgebungseinheiten aktuell nicht erreicht. Auch wenn eine Ortsauflösung im Submillimeterbereich vorhergesagt wurde [46], konnte sie noch nicht gezeigt werden. Dieses Ergebnis bestätigt, dass eine Ortsauflösung im Bereich von wenigen Hundert Mikrometern mit der MPI-Technologie möglich ist. Das Ergebnis konnte aufgrund des sehr hohen SNR im MPS erzielt werden. In MPI-Bildgebungseinheiten kann das SNR mit einer dedizierten Empfangsspule erhöht werden [E24, 61]. Es ist zu erwarten, dass die Ortsauflösung von Messungen in MPI-Bildgebungseinheiten auch den Mikrometerbereich erreichen wird, wenn das SNR der Messungen hoch genug ist.
Üblicherweise werden bei der systemmatrixbasierten Rekonstruktion die Spannungssignale der Empfangskanäle rekonstruiert, die parallel zu den Anregungsrichtungen sensitiv sind. Hier konnte bestätigt werden, dass die Einbeziehung der Spannungssignale weiterer Empfangskanäle für die Rekonstruktion vorteilhaft ist [31]. Das SNR der rekonstruierten Bilder wurde gesteigert und die Phantome konnten zuverlässiger dargestellt werden. Eine höhere Ortsauflösung wurde erzielt.
Es wurde demonstriert, dass eine Ortsauflösung von 240 µm bei einer angenommenen Gradientenfeldstärke von $2{,}5\,\mathrm{T\,m^{-1}}$ bei MPI möglich ist. Dies wurde mit einer 1D-Feldsequenz für eine Partikelprobe gezeigt. Der Einfluss anderer Anregungsfeldstärken, -frequenzen und Partikelproben auf das SNR und damit die Ortsauflösung in rekonstruierten Bildern sollte weiter untersucht werden.

6.3 Ortsauflösung mit 2D-Anregung

Durch die Superponierung orthogonaler Anregungsfelder entstehen bei MPI multidimensionale Anregungsfelder, die z. B. den FFP mit der Zeit über das FOV verschieben (siehe Kapitel 2.1.3). Die Lissajoustrajektorie wird bei vielen MPI-Bildgebungseinheiten verwendet, da sie einen guten Kompromiss zwischen technischer Realisierbarkeit sowie Zeit- und Ortsauflösung bietet [48]. Bei der Lissajoustrajektorie werden sinusförmige orthogonale Signale überlagert. Dabei bestimmt die Phase der Signale die Dichte der Trajektorie [8]. Abbildung 6.3 verdeutlicht die Auswirkung der Phase auf die Trajektorie. Die höchste Abtastdichte wird mit einer Phase von $\phi = 0°$ erreicht. Im Zentrum der Trajektorie ist das Abtastgitter weitgehend äquidistant. Mit einer Variation der Phase bewegen sich parallele Linienpaare der Trajektorie aufeinander zu. Bei einer Phase von $\phi = 90°$ besteht die Lissajoustrajektorie aus Cosinussignalen. Die Dichte der Lissajoustrajektorie hat sich halbiert. Da Cosinussignale gerade Funktionen sind, werden nach der Hälfte der Trajektorie die gleichen Punkte abgetastet wie auf dem Hinweg.

In diesem Unterkapitel wird untersucht, welche Ortsauflösung mit einem emulierten 2D-Auflösungsphantom bei 2D-Anregung erreicht werden kann. Die Phase der Anregungssignale wird variiert und der Einfluss auf die Ortsauflösung evaluiert.

In [52] wurden Spiralphantome für vergleichende Messungen in MPI-Bildgebungseinheiten vorgestellt. Hier werden diese Phantome emuliert und die erreichte Ortsauflösung evaluiert.

6.3.1 Messungen

Systemmatrix

Eine hybride 2D-Systemmatrix mit 49×49 Pixeln wurde mit FUSSY-AMPS (siehe Kapitel 3.4.1 [E21]) gemessen. Die Offsetfelder wurden in äquidistanten Schritten von $[-12\,\mathrm{mT}, 12\,\mathrm{mT}]$ in beiden Raumrichtungen mit einer Schrittweite von $0{,}5\,\mathrm{mT}$ variiert. Die Anregungsfeldfrequenzen in x- und y-Richtung betrugen $24{,}509$ und $26{,}042\,\mathrm{kHz}$ und die Amplituden $12\,\mathrm{mT}$ in beiden Richtungen. Die Phasen der Anregungsfelder wurden auf $\phi = 0°$ eingestellt (siehe

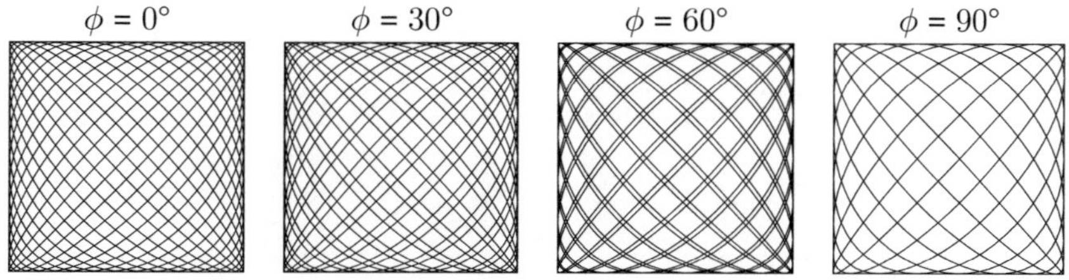

Abbildung 6.3: Zweidimensionale Lissajoustrajektorien mit unterschiedlichen Phasen ϕ. Die Phasen der orthogonalen Anregungssignale $\sin(2\pi f_i t + \phi)$ mit unterschiedlichen Frequenzen f_i werden variiert $\phi = [0°, 30°, 60°, 90°]$. Die Lissajoustrajektorie mit einem Versatz von $\phi = 0°$ weist eine hohe und weitgehend äquidistante Abtastdichte im Raum auf. Mit wachsendem Phasenversatz wird die Abtastdichte heterogener. Bei einem Versatz von $\phi = 90°$ ist die Abtastdichte wieder weitgehend homogen, aber nur noch halb so hoch wie im Falle von $\phi = 0°$. Ein Phasenversatz von $\phi = 90°$ bedeutet eine Anregung mit Cosinussignalen. Der Cosinus ist eine gerade Funktion. Dies hat zur Folge, dass die Lissajoustrajektorie nach einer halben Periode umkehrt und die gleichen Ortspunkte wie bei der Hinrichtung abtastet.

Abbildung 6.3). Das Empfangssignal wurde 50fach gemittelt. Als Partikelprobe wurden $30\,\mu l$ Perimag mit einer Partikelkonzentration von $12{,}5\,\mathrm{mg}\,\mu l^{\;1}$ verwendet. Eine weitere hybride Systemmatrix wurde mit den gleichen Parametern gemessen. Die Phasen der Anregungsfelder wurden hier allerdings auf $\phi = 90°$ eingestellt.

Auflösungsphantom

Ein 2D-Auflösungsphantom wurde auf einem 512×512 Pixel feinen Gitter simuliert, das in jedem Quadranten aus unterschiedlich großen Punkten besteht, die einen definierten Abstand zueinander haben. Es entstehen 4 Punktegitter mit jeweils 2×2, 3×3, 4×4 und 6×6 Punktwolken. Die Punkte haben je nach Punktgitter einen Abstand von $[3\,\mathrm{mT}, 2\,\mathrm{mT}, 1{,}5\,\mathrm{mT}, 1\,\mathrm{mT}]$ zueinander. Ingesamt hat das Phantom eine Magnetfeldausdehnung von $[-12\,\mathrm{mT}, 12\,\mathrm{mT}]$. Das Phantom wurde auf dem 512×512 Pixelgitter simuliert, um eine runde Form der Punktwolken zu garantieren. Da die Messung aller Punkte sehr lange dauern würde, werden die einzelnen Punktwolken unterabgetastet. In Abbildung 6.4 wird die Art der Unterabtastung verdeutlicht. Im Bild wird ein Phantom auf einem feinen Gitter simuliert und dann auf $10\,\%$ der Punkte unterabgetastet, um die Messzeit im MPS zu reduzieren. In diesem Experiment werden $5\,\%$ der diskreten Punkte jeder Punktwolke für die Messung ausgewählt,

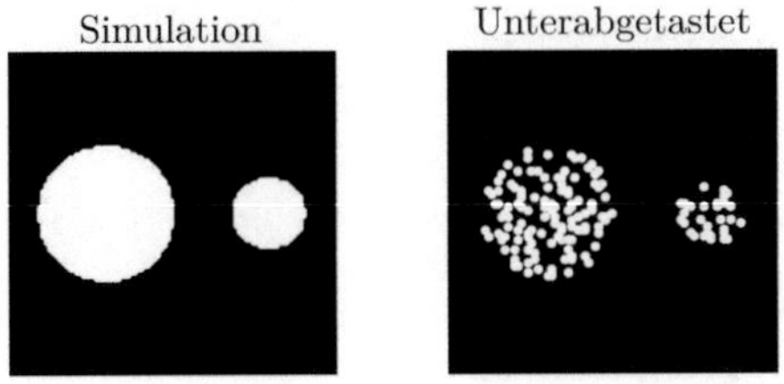

Abbildung 6.4: Unterabtastung eines simulierten Phantoms für die Messung in einem MPS. Ein Phantom, das aus zwei unterschiedlich großen Kreisen besteht, wird auf einem feinen Gitter von 100×100 Pixeln simuliert (links). Die beiden Kreise bestehen aus 1238 bzw. 310 Pixeln. Für eine hybride Messung dieses Phantoms müssten 1548 Einzelmessungen ausgeführt werden. Um die Anzahl der Einzelmessungen und damit die Messzeit zu reduzieren, werden die Kreise unterabgetastet, indem $10\,\%$ der Punkte jedes Kreises zufällig ausgewählt werden (rechts). Dann müssen nur 155 Einzelmessungen erfolgen, nämlich 124 Messungen für den linken und 31 Messungen für den rechten Kreis. Dadurch wird eine zufällige Partikelverteilung in jedem Kreis erzeugt unter Erhaltung des feinen Gitters (100×100 Pixel) und einer konstanten relativen Partikelkonzentration.

was zu einer zufälligen Partikelverteilung innerhalb der Punktwolken und einer konstanten relativen Partikelkonzentration führt.

Die Messparameter und die Partikelprobe werden wie für die Messung der Systemmatrix gewählt. Eine zweite Messung mit veränderter Phase ϕ des Anregungsfeldes erfolgt auch für das emulierte Phantom. Die Spannungssignale für eine Phantommessung werden aufsummiert (siehe (6.2)).

Die hybriden Phantome werden mit einem unregularisierten Kaczmarz-Algorithmus mit 50 Iterationen rekonstruiert. Dabei werden Frequenzkomponenten zwischen $50\,\text{kHz}$ und $1{,}2\,\text{MHz}$ berücksichtigt, die einen SNR-Wert von 100 übersteigen.

Spiralphantome

In [52] wurden zwei Spiralphantome vorgestellt, die vergleichende Messungen zwischen verschiedenen MPI-Bildgebungseinheiten erlauben. Beide Phantome bestehen aus Spiralen mit exponentiell ansteigender Krümmung (siehe Abbildung 6.6 oben). Das eine Phantom hat einen Kanaldurchmesser von $2\,\text{mm}$ und Abstände zwischen den Spirallinien von $0{,}36$ bis $6\,\text{mm}$. Die Kanäle des anderen Phantoms haben einen Durchmesser von $1\,\text{mm}$.

Beide Phantome wurden auf einem feinen 2D-Gitter simuliert. Die Überführung vom Ortsraum auf magnetische Offsetfelder passierte unter Annahme

eines Gradienten von $1{,}25\,\mathrm{T\,m^{-1}}$ in beiden Richtungen. Es werden zufällig $2\,\%$ bzw. $3\,\%$ der Punkte innerhalb der Spiralen für die Messungen ausgewählt (siehe Abbildung 6.4). Dies entspricht jeweils ca. 5.000 Punktmessungen.
Die Messungen erfolgen mit den gleichen Parametern und der gleichen Partikelprobe wie bei der Systemmatrixmessung. Nach der Messung werden die Spannungssignale aufsummiert (siehe (6.2)).
Die Spiralphantome werden mit einem Kaczmarz-Algorithmus mit zehn Iterationen und einem Regularisierungsfaktor von $2 \cdot 10^{-7}$ rekonstruiert. Für die Rekonstruktion werden Frequenzkomponenten zwischen $65\,\mathrm{kHz}$ und $1{,}2\,\mathrm{MHz}$ mit einem SNR-Wert von größer als 5 berücksichtigt.

6.3.2 Ergebnisse

Auflösungsphantom

Abbildung 6.5 zeigt die Rekonstruktionsergebnisse des hybriden Auflösungsphantoms, das mit der hybriden Systemmatrix rekonstruiert wurde. Sowohl mit der sinus- als auch cosinusbasierten Anregung können die Punktwolken mit einem Abstand von $[3\,\mathrm{mT}, 2\,\mathrm{mT}, 1{,}5\,\mathrm{mT}]$ gut voneinander getrennt werden. Im Punktgitter mit einem Abstand von $1{,}5\,\mathrm{mT}$ sind die rekonstruierten Punktwolken mit der Sinusanregung schärfer voneinander getrennt. Punktwolken am Rande des FOV werden teilweise verzerrt oder gar nicht rekonstruiert (rechts unten).
Die Punktwolken im dichtesten Punktgitter mit einem Abstand von $1\,\mathrm{mT}$ können nicht zuverlässig voneinander getrennt werden. Durch eine isolierte Rekonstruktion dieses Punktgitters (Abbildung 6.5 unten) mit veränderten Rekonstruktionsparametern (SNR-Schwellwert: 50, Iterationen des Kaczmarz-Algorithmus: 200) können die Punktwolken voneinander getrennt werden. Die Intensitätsgraphen entlang der dritten Punktwolkenzeile und -spalte (rote Pfeile) werden auch in Abbildung 6.5 gezeigt. Sie bestätigen, dass die Punktwolken mit einer sinusbasierten Anregung schärfer voneinander getrennt werden können. Die Punktwolken entlang der x-Richtung (von oben nach unten) sind detaillierter aufgelöst als in der y-Richtung.

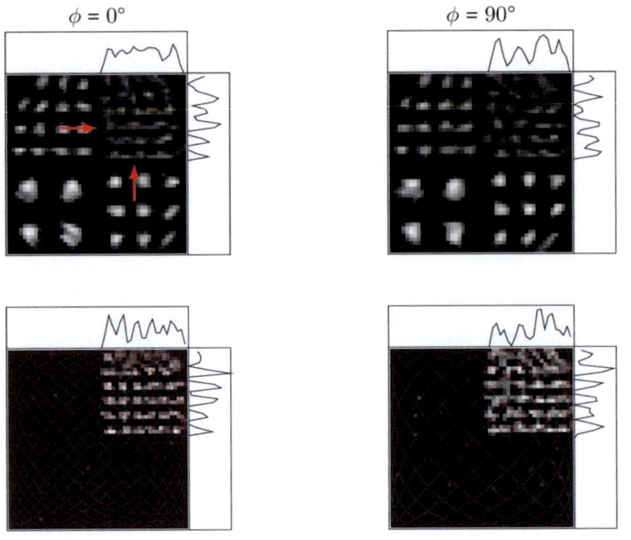

Abbildung 6.5: Rekonstruierte Auflösungsphantome, die mit einer sinus- (links) und cosinusbasierten (rechts) Lissajoustrajektorie abgetastet wurden. Die Rekonstruktionsparameter für beide Datensätze sind identisch. Die Rekonstruktionen des kompletten Auflösungsphantoms (oben) zeigen keine großen visuellen Unterschiede. Die Punkte, die $[3, 2, 1.5]\,\mathrm{mT}$ voneinander getrennt sind, können gut aufgelöst werden. Es treten Rekonstruktionsartefakte an den Rändern des FOV auf. Die isolierte Rekonstruktion des dichtesten Punktgitters (unten) mit einem Abstand von $1\,\mathrm{mT}$ zeigt, dass eine bessere Ortsauflösung mit einer sinusbasierten Lissajoustrajektorie (links) erreicht wird. Der Intensitätsverlauf entlang der dritten Zeile und Spalte (siehe rote Pfeile) bestätigt den visuellen Eindruck. Die Lissajoustrajektorien (rot) sind den rekonstruierten Bildern überlagert, um den Unterschied zwischen den Trajektorien zu verdeutlichen.

Spiralphantome

Abbildung 6.6 zeigt die simulierten Spiralphantome (oben) und die Rekonstruktionen der gemessenen emulierten Phantome mit einer hybriden Systemmatrix (unten). Die Form der Rekonstruktionsergebnisse stimmen sehr gut mit den simulierten Daten überein. Die Spiralwindungen werden bis zu einer Distanz von ca. $1\,\mathrm{mT}$ gut aufgelöst. Bei einer angenommenen Gradientenfeldstärke von $1{,}25\,\mathrm{T\,m^{-1}}$ entspricht dies einer Ortsauflösung von $800\,\mathrm{\mu m}$.

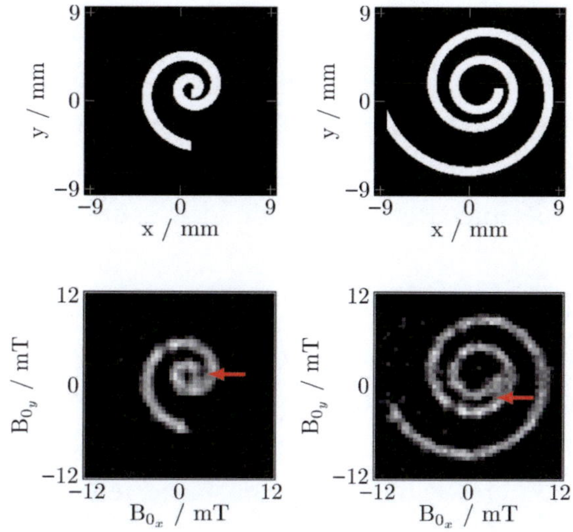

Abbildung 6.6: Emulation und Rekonstruktion von Spiralphantomen. Die in [52] vorgestellten Spiralphantome mit einem Kanaldurchmesser von $2\,\mathrm{mm}$ (links) und $1\,\mathrm{mm}$ rechts wurden auf einem feinen Gitter simuliert (oben). Für die Emulation im MPS wurde das Raumgitter mit einem angenommenen Gradienten von $1{,}25\,\mathrm{T\,m^{-1}}$ in ein magnetisches Offsetfeldgitter konvertiert. Die diskreten Punkte der Spiralphantome wurden im MPS gemessen und die gemessenen Spannungssignale aufsummiert. Die emulierten Phantome wurden mit einer hybriden Systemmatrix rekonstruiert (unten). Beide Spiralphantome werden durch die Rekonstruktion gut repräsentiert. Die Distanzen zwischen den Spiralwindungen können bis ca. $1\,\mathrm{mT}$ Abstand aufgelöst werden. Dies entspricht bei dem angenommenen Gradienten einer Ortsauflösung von $800\,\mathrm{\mu m}$.

6.3.3 Zusammenfassung und Diskussion

In diesem Unterkapitel wurde ein 2D-Auflösungsphantom im MPS emuliert und mit einer hybriden Systemmatrix rekonstruiert. Das Punktwolkengitter mit einem Abstand der Punkte von $1{,}5\,\mathrm{mT}$ zueinander konnte gut aufgelöst werden. Dieser Abstand entspricht im Bruker-Scanner einer Ortsauflösung von $1{,}2\,\mathrm{mm}$ bzw. $600\,\mathrm{\mu m}$ bei einer Gradientenfeldstärke von $1{,}25\,\mathrm{T\,m^{-1}}$ bzw. $2{,}5\,\mathrm{T\,m^{-1}}$.

Das dichteste Punktwolkengitter konnte nur in einer separaten Emulation und Rekonstruktion aufgelöst werden. Dann konnte eine Auflösung von $1\,\mathrm{mT}$ erreicht werden, was einer Ortsauflösung von $800\,\mathrm{\mu m}$ bzw. $400\,\mathrm{\mu m}$ entspricht. Die Notwendigkeit der separaten Rekonstruktion zur Auflösung des dichtesten Punktwolkengitters demonstriert ein Problem bei der Bildrekonstruktion in MPI. Die Signale kleiner Strukturen können in der Bildrekonstruktion von großen Strukturen beeinflusst werden. Die einzelnen Punktwolken im

Auflösungsphantom weisen die gleiche Partikelkonzentration auf. Dies wurde sichergestellt, indem von jeder Punktwolke $5\,\%$ der Punkte gemessen wurden. Trotz gleicher Partikelkonzentration wurden die Signale des dichtesten Punktgitters derart von den größeren Punktgittern beeinflusst, dass die einzelnen Punkte in der gemeinsamen Rekonstruktion nicht sauber voneinander getrennt werden konnten.

Die Rekonstruktionsergebnisse in Abbildung 6.5 zeigen, dass mit einer sinusbasierten Lissajoustrajektorie eine höhere Ortsauflösung erreicht werden kann. Die Messsequenz und Rekonstruktionsparameter waren für die sinus- und cosinusbasierte Messung gleich. Die Dichte der sinusbasierten Lissajoustrajektorie ist doppelt so hoch wie bei der cosinusbasierten Trajektorie. Durch die höhere Abtastdichte der Trajektorie können bei der sinusbasierten Anregung feine Strukturen bei gleichen Aufnahmeparametern besser aufgelöst werden. Das Punktgitter mit $1\,\mathrm{mT}$ Abstand zueinander wird in x-Richtung (von oben nach unten) besser aufgelöst als in y-Richtung. Dies kann mit dem höheren SNR der x-Empfangsspule begründet werden. Diese hat die geringste Distanz zur Messkammer und profitiert von der höchsten Signalinduktion [E21].

An den Rändern des FOV werden die Punktwolken verschmiert oder gar nicht rekonstruiert. In [48] wurde beschrieben, dass die Lissajoustrajektorie am Rand des FOV Umkehrpunkte hat und die induzierte Signalintensität hier sinkt. Das bedeutet ein geringeres SNR der gemessenen Punkte und führt zu Rekonstruktionsartefakten.

Spiralphantome, die für Vergleichsmessungen in MPI-Bildgebungseinheiten verwendet werden, wurden in 2D simuliert und im MPS emuliert. Die Rekonstruktionsergebnisse bilden die Spiralphantome gut ab. Auch hier konnte eine Auflösung von ca. $1\,\mathrm{mT}$ erreicht werden.

In den rekonstruierten Bildern konnte eine maximale Auflösung von $1\,\mathrm{mT}$ erreicht werden, da die verwendete Systemmatrix eine Auflösung von $0{,}5\,\mathrm{mT}$ aufweist. Eine höhere Auflösung könnte mit einer höher diskretisierten hybriden Systemmatrix und einem feineren Auflösungsphantom nachgewiesen werden.

6.4 Dynamische Phantome

In den vorangegangenen Kapiteln 6.2 und 6.3 wurden statische Phantome emuliert. Statische Phantome eignen sich gut zur Untersuchung von Feldsequenzen und Systemeigenschaften wie SNR. Insbesondere in der präklinischen und klinischen Forschung steht aber die Messung dynamischer Prozesse im Fokus. Dies kann z. B. die Änderung der Partikelverteilung durch die Blutzirkulation oder der Transport von Partikeln in Zellen sein [87, 90]. Daher stehen auch dynamische Phantome im Fokus der MPI-Forschung [23, 68, 74].
In diesem Unterkapitel wird ein dynamisches Offsetfeld einem 3D-Anregungsfeld überlagert (siehe Abbildung 6.7), um Bewegung zu emulieren und ein dynamisches, hybrides Phantom zu erzeugen. Des Weiteren wird die Ortsauflösung einer dynamischen Messung erhöht, indem die Empfangssignale der Messung und der Systemmatrix aufgetrennt werden. Dieses Verfahren wurde erstmals in [E11] verwendet. Auf diese Weise können Bewegungsartefakte in den rekonstruierten Bildern reduziert und schnelle dynamische Prozesse besser aufgelöst werden.

6.4.1 Messungen

Systemmatrix

Eine hybride Systemmatrix wurde mit den Anregungsfeldfrequenzen $24{,}509$, $26{,}042$ und $25{,}252\,\mathrm{kHz}$, Cosinusanregung ($\phi = 90°$) und Feldamplituden von $12\,\mathrm{mT}$ gemessen. Dabei wurden die magnetischen Offsetfelder im Bereich von $[-12\,\mathrm{mT}, 12\,\mathrm{mT}]$ in x-, y- und z-Richtung jeweils mit einer Schrittweite von $1\,\mathrm{mT}$ variiert. Eine Systemmatrix mit $25 \times 25 \times 25$ Voxeln wurde gemessen.

Phantome

Eine Partikelprobe wurde mit der Magnetfeldsequenz, jedoch ohne magnetische Offsetfelder gemessen. In einem rekonstruierten Bild würde diese Partikelprobe durch eine Kugel im Zentrum des FOV repräsentiert. Danach wurde eine Bewegung der Partikelprobe emuliert, indem dem Anregungsfeld während einer Anregungsfeldperiode eine magnetische Feldrampe in x-Richtung überlagert wurde (siehe Abbildung 6.7). Die Rampe nahm Werte zwischen 0 und $6\,\mathrm{mT}$ im ersten Experiment und 0 und $12\,\mathrm{mT}$ im zweiten Experiment ein. Diese Rampen emulieren eine Bewegung der Partikelprobe vom Zentrum zur Hälfte des FOV-Randes bzw. zum Rand des FOV.

Steigerung der zeitlichen Auflösung

Sowohl die Systemmatrix als auch die Phantommessung erfolgen im Zeitbereich. Nachdem die Messungen um die Transferfunktionen der Empfangspfade korrigiert wurden, werden sie bei der Hälfte der Anregungsfeldperiode T aufgetrennt. Aus der Systemmatrix im Frequenzbereich $\mathbf{S}$ entstehen zwei Systemmatrizen $\mathbf{S}_1$ und $\mathbf{S}_2$

$$\begin{aligned}\mathbf{S}_1 &= \mathcal{F}\{\mathcal{F}^{-1}\{\mathbf{S}\}_{t=[0,T/2)}\}\\ \mathbf{S}_2 &= \mathcal{F}\{\mathcal{F}^{-1}\{\mathbf{S}\}_{t=[T/2,T)}\}\,.\end{aligned} \tag{6.3}$$

$\mathcal{F}$ und $\mathcal{F}^{-1}$ kennzeichnen die Fouriertransformation und die inverse Fouriertransformation. Die Systemmatrizen $\mathbf{S}_1$ und $\mathbf{S}_2$ kodieren jetzt die beiden Hälften der Anregungsfeldperiode. Die Phantommessungen werden in der gleichen Weise zerlegt. Mit den auftrennten Systemmatrizen und Messungen werden zwei Partikelverteilungen $\mathbf{c}_1$ und $\mathbf{c}_2$ rekonstruiert, die den Partikelverteilungen innerhalb der ersten und zweiten Hälfte der Anregungsfeldperiode entsprechen. Die Partikelverteilungen werden durch das Lösen der linearen Gleichungssysteme $\mathbf{S}_1{\cdot}\mathbf{c}_1 = \mathbf{u}_1$ und $\mathbf{S}_2{\cdot}\mathbf{c}_2 = \mathbf{u}_2$ erhalten. Als Anregungsfeldphase in diesem Experiment wurde $\phi = 90°$ aufgrund der Symmetrieeigenschaft des Cosinus gewählt. In den beiden Hälften der Anregungsfeldperiode werden die gleichen Punkte des FOV abgetastet (siehe Abbildung 6.3).

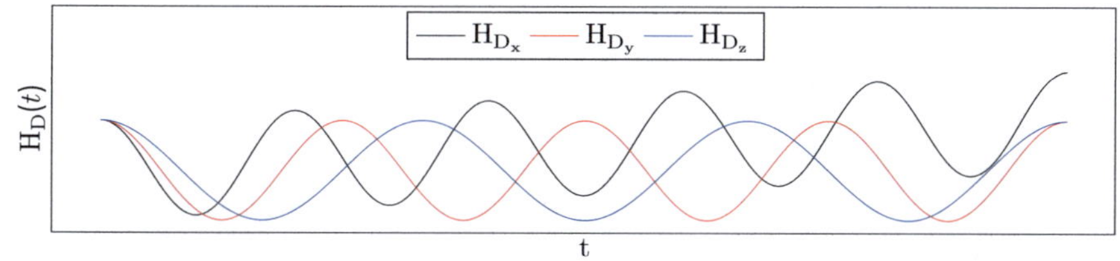

Abbildung 6.7: Schema einer Magnetfeldsequenz für die Emulation eines hybriden, dynamischen Phantoms. Eine Partikelprobe wird mit einer 3D-Lissajoustrajektorie mit einer Phase von $\phi = 90°$ angeregt. Dem Anregungsfeld H_{D_x} wird eine Rampe mit der Amplitude der Anregungsfeldstärke überlagert. Dies emuliert eine Bewegung der Partikelprobe vom Zentrum bis zum Rand des FOV innerhalb einer Anregungsfeldperiode.

Die Partikelprobenmessungen wurden mit einem Kaczmarz-Algorithmus mit einer Iteration und einem Regularisierungsfaktor von $0{,}1$ (Tikhonov) rekonstruiert. Dabei wurden Frequenzkomponenten zwischen 60 und $500\,\mathrm{kHz}$ ausgewählt.

Für jedes rekonstruierte Bild wurde der Schwerpunkt mit

$$\mathbf{r}^{\mathrm{CoM}} = \frac{\sum_i I(\mathbf{r}_i) \cdot \mathbf{r}_i}{\sum_i I(\mathbf{r}_i)} \tag{6.4}$$

berechnet. Dabei ist $\mathbf{r}^{\mathrm{CoM}} = \{\mathbf{r}_x^{\mathrm{CoM}}, \mathbf{r}_y^{\mathrm{CoM}}, \mathbf{r}_z^{\mathrm{CoM}}\}$ der Schwerpunkt in x-, y- und z-Richtung, $\mathbf{r}_i$ eine Ortsposition (ein Voxel) und $I(\mathbf{r}_i)$ ein Grauwert an der Position $\mathbf{r}_i$.

6.4.2 Ergebnisse

Die rekonstruierten Bilder des dynamischen Phantoms mit einer emulierten Bewegung von 0 bis $12\,\mathrm{mT}$ in x-Richtung sind in Abbildung 6.8 visualisiert. Es werden die xy-Ebene bei $z = 0$ und yz-Ebene bei $x = 0$ gezeigt. Wenn das dynamische, hybride Phantom mit der Systemmatrix $\mathbf{S}$ für die ganze Anregungsfeldperiode rekonstruiert wird, erscheint es als Streifen entlang der ganzen Wegstrecke. In der yz-Ebene ist das Phantom schwach zu sehen. Nach der Rekonstruktion mit der Systemmatrix $\mathbf{S}_1$, die nur die erste Hälfte der Anregungsfeldperiode kodiert, wird das Phantom nah des Zentrums des FOV angezeigt. Mit $\mathbf{S}_2$ erscheint das Phantom am Rand des FOV. In der yz-Ebene ($x = 0$) ist das Phantom nur sichtbar, wenn es mit $\mathbf{S}_1$ rekonstruiert wird.

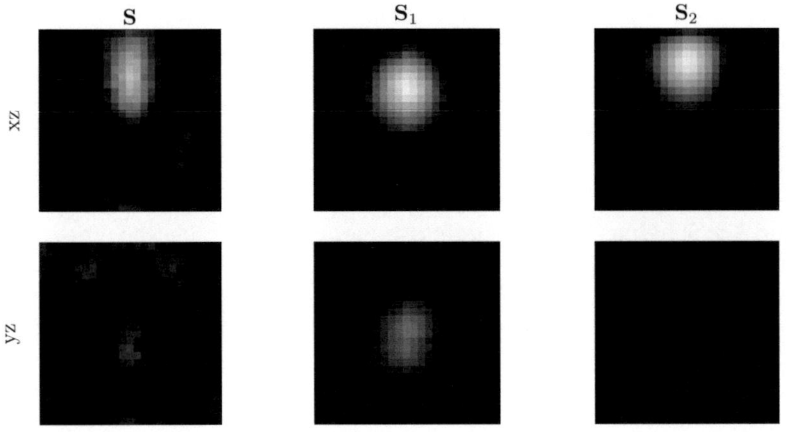

Abbildung 6.8: Rekonstruierte Bilder eines emulierten dynamischen Phantoms. Innerhalb einer Anregungsfeldperiode wird die Bewegung des Phantoms vom Zentrum bis zum Rand des FOV in x-Richtung emuliert. Dazu wird dem Anregungsfeld ein Rampensignal von 0 bis $12\,\mathrm{mT}$ überlagert. In dieser Abbildung sind die Nullebenen in xz- (oben) und yz-Richtung (unten) visualisiert. Bei der Rekonstruktion der Messung mit der Systemmatrix $\mathbf{S}$, die die volle Anregungsfeldperiode kodiert, wird die Partikelprobe als Streifen vom Zentrum bis zum Rand des FOV in x-Richtung rekonstruiert (oben links). In der yz-Ebene (Nullebene in x-Richtung) ist das Phantom schwach zu erkennen (unten links). Nachdem die Empfangssignale der Messung und der Systemmatrix in zwei Hälften $\mathbf{S}_1$ und $\mathbf{S}_2$ aufgetrennt wurden, werden zwei unterschiedliche Rekonstruktionsergebnisse erzielt. Mit der ersten Hälfte der Empfangssignale wird das Phantom in das zweite Viertel von oben in der xz-Ebene rekonstruiert (oben Mitte). In der zugehörigen yz-Ebene (unten Mitte) ist das Phantom im Zentrum sichtbar. Wenn die zweite Hälfte der Empfangssignale genutzt wird, wird das Phantom nahe des FOV-Rands rekonstruiert (oben rechts). Jetzt ist es in der yz-Ebene nicht mehr erkennbar (unten rechts).

Die Schwerpunkte der rekonstruierten Bilder wurden mit einem Schwellwert von $20\,\%$ berechnet. Das statische, hybride Phantom wird mit jeder Systemmatrix ins Zentrum des FOV rekonstruiert. Dies korrespondiert mit den berechneten Schwerpunkten. Im Falle der emulierten Bewegung in x-Richtung von 0 zu $6\,\mathrm{mT}$ liegt der berechnete Schwerpunkt bei $r_x = 2{,}7\,\mathrm{mT}$ für die konventionelle Systemmatrix $\mathbf{S}$. Dieser Schwerpunktwert entspricht fast der Hälfte der Wegstrecke. Die Schwerpunkte der rekonstruierten Bilder für beide Hälften der Anregungsfeldperiode sind $r_{1,x}^{\mathrm{CoM}} = 2{,}1\,\mathrm{mT}$ und $r_{2,x}^{\mathrm{CoM}} = 3{,}6\,\mathrm{mT}$, was etwa einem bzw. zwei Dritteln der Wegstrecke entspricht. Bei einer angenommenen linearen emulierten Bewegung müssten die Schwerpunkte der rekonstruierten Bilder bei $1{,}5$ und $4{,}5\,\mathrm{mT}$, also einem bzw. drei Vierteln der Wegstrecke, liegen. Ähnliche Ergebnisse werden für die emulierte Bewegung von 0 zu $12\,\mathrm{mT}$ in x-Richtung erhalten. Mit $\mathbf{S}$ wird die Position des Phantoms auf $5\,\mathrm{mT}$ berechnet. Mit $\mathbf{S}_1$ bzw. $\mathbf{S}_2$ ist der errechnete Schwerpunkt bei $4{,}4$ und $7{,}4\,\mathrm{mT}$. Bei Annahme linearer Bewegung sollten diese Werte nahe 3 und $9\,\mathrm{mT}$ sein.

Mit stärkerer emulierter Bewegung in x-Richtung entfernt sich der berechnete Schwerpunkt in y- und z-Richtung weiter vom Zentrum des FOV. Da die Bewegung aber nur in x-Richtung emuliert wurde, sollte die zentrale Position des Phantoms in y- und z-Richtung unveränderlich sein. Der Fehler ist am kleinsten bei der Rekonstruktion mit $\mathbf{S}$.

6.4.3 Zusammenfassung und Diskussion

Mithilfe eines dynamischen, magnetischen Offsetfeldes wurde Bewegung bei einem hybriden Phantom emuliert. Es wurde also ein dynamisches, hybrides Phantom erzeugt. Die emulierte Bewegung konnte in rekonstruierten Bildern als Bewegungsartefakte sichtbar gemacht werden (siehe Abbildung 6.8).

Die Bewegungsartefakte konnten erfolgreich reduziert werden, indem mehrere Bilder rekonstruiert wurden, die nur die erste bzw. zweite Hälfte der Anregungsfeldperiode repräsentieren. Aufgrund einer damit erzeugten höheren Bildrate konnte die emulierte Partikelprobenbewegung besser approximiert werden. Kontinuierliche Bewegungen, bei denen die Verschiebung innerhalb einer Hälfte der Anregungsfeldperiode größer als die Ortsauflösung ist, werden dennoch Unschärfe in rekonstruierten Bildern erzeugen.

Aus den berechneten Schwerpunkten der rekonstruierten Bilder kann eine nicht-lineare emulierte Bewegung innerhalb einer Anregungsfeldperiode abgeleitet werden. Da die tatsächlich applizierte magnetische Offsetfeldrampe nicht gemessen wurde, kann ihre Linearität nur vermutet werden. Beide Experimente, in denen Bewegung emuliert wurde, zeigen jedoch ähnliche Ergebnisse bzgl. der rekonstruierten Bewegung und Schwerpunktberechnung.

Bei einer 3D-Anregung und einer Anregungsfeldperiode von $21{,}54\,\mathrm{ms}$ kann eine Bildrate von 46 Hz erreicht werden. Bei einer angenommenen Ortsauflösung von $1\,\mathrm{mm}$ können biologische Prozesse in einer MPI-Bildgebungseinheit nur als Bewegung von Voxel zu Voxel identifiziert werden, wenn sie eine maximale Geschwindigkeit von $0{,}025\,\mathrm{m\,s^{-1}}$ aufweisen. Dies folgt aus dem Nyquist-Shannon Abtasttheorem. Das bedeutet, dass der Blutfluss mit einer Geschwindigkeit von ca. $0{,}05\,\mathrm{m\,s^{-1}}$ in Venen und Arterien beim Menschen nicht verfolgt werden kann [45]. In diesem Unterkapitel wurde die zeitliche Auflösung einer MPI-Messung verdoppelt, so dass der Blutfluss ohne Bewegungsartefakte visualisiert und beobachtet werden könnte.

6.5 Zusammenfassung

In diesem Kapitel wurde ein wichtiges Werkzeug für die Erforschung von Feldsequenzen, Partikeln und Rekonstruktionsalgorithmen bei MPI vorgestellt. Die Ortsauflösung wurde für 1D- und 2D-Anregungsfelder untersucht. Es konnte gezeigt werden, dass bei MPI eine Ortsauflösung von wenigen Hundert Mikrometern erreicht werden kann.

Des Weiteren konnte demonstriert werden, dass die Einbeziehung der Spannungssignale von Empfangsspulen, die nicht parallel zur Anregungsrichtung sensitiv sind, in die Rekonstruktion vorteilhaft für die Signalqualität und Ortsauflösung im rekonstruierten Bild sind. Im Rahmen einer Feldsequenzanalyse konnte gezeigt werden, dass die erreichte Ortsauflösung bei der Verwendung einer sinusbasierten Lissajoustrajektorie im Vergleich zu einer cosinusbasierten steigt.

Dynamische Phantome führen zu Bewegungsartefakten im rekonstruierten Bild. Eine Veränderung des Rekonstruktionsalgorithmus verdoppelt die zeitliche Auflösung und reduziert diese Artefakte.

Die Kombination von hybriden Systemmatrizen mit hybriden Phantommessungen ermöglicht die messbasierte Erforschung von Feldsequenzen, Partikeln und MPI-System-Geometrien bei exzellentem SNR. Die Entkopplung der Versuche von MPI-Bildgebungseinheiten reduziert die Versuchsaufbauten und minimiert Fehlerquellen. Feldsequenzen können so unter Berücksichtigung der Partikelcharakteristika auf wichtige Bildgebungseigenschaften wie Ortsauflösung oder Sensitivität optimiert werden. Hybride Messungen sind ein wichtiges Werkzeug, um das Potenzial von MPI messbasiert zu validieren.

6.6 Ausblick

Bei der Messung eines hybriden Phantoms wird eine Partikelprobe in der Messkammer eines MPS bei verschiedenen magnetischen Offsetfeldpositionen gemessen. Die an den unterschiedlichen Positionen aufgenommenen Spannungssignale werden aufsummiert und emulieren das Phantom im FOV einer MPI-Bildgebungseinheit.

Durch diese Technik werden konstruktionsbedingte Probleme z. B. bei der Konstruktion eines Phantoms mit beständigen Trennwänden mit einer Dicke im oberen Mikrometerbereich irrelevant. Die diskreten Punkte eines hybriden Phantoms werden durch die magnetischen Offsetfelder des MPS eingestellt. Die Ungenauigkeit der magnetischen Offsetfelder ist dabei vernachlässigbar gering, da sie mit einer Ortsungenauigkeit von wenigen Mikrometern korrespondiert. Da die Messkammer im MPS ein infinitesimales Volumen im FOV einer MPI-Bildgebungseinheit emuliert, kann eine große Partikelprobe verwendet werden. Die Probengröße wird aufgrund der Messkammergröße im MPS auf weniger als 100 µl begrenzt sein, was im Vergleich zu Partikelprobenvolumen in einer MPI-Bildgebungseinheit gering ist.

Konzentrationsunterschiede innerhalb eines hybriden Phantoms können durch eine variable Dichte der Messpunkte emuliert werden. So könnte ein teilweise verschmierter Bolus in einem Gefäßphantom emuliert werden, indem im Zentrum des Bolus viele Punkte und am verschmierten Rand nur wenige Punkte gemessen werden.

Hybride Phantome sind nicht auf statische Messungen beschränkt. Komplexe Bewegungen können durch dynamische, magnetische Offsetfelder emuliert werden und ermöglichen einen vielfältigen Einsatz. Die Möglichkeit, ein dynamisches, hybrides Phantom mit verschiedenen Partikelkonzentrationen und einer beliebigen Form zu erzeugen, könnte MPI-Forschung vereinfachen und beschleunigen. Da die Komplexität eines hybriden Phantoms nicht durch den Konstruktionsschritt beschränkt ist, könnten präzise Tiermodelle generiert und hybrid gemessen werden. Diese neue Möglichkeit könnte zu einer Reduzierung von Tierversuchen bei MPI führen.

In diesem Kapitel wurde das Konzept hybrider Phantome vorgestellt. Mit hybriden Systemmatrizen wurden Bilder rekonstruiert und diese hinsichtlich ihrer Auflösung untersucht. Es konnte gezeigt werden, dass MPI grundsätzlich eine Ortsauflösung im Bereich weniger Hundert Mikrometer erreichen kann. Limitierend ist dabei das SNR der MPI-Bildgebungseinheiten, das z. B. durch dedizierte Empfangsspulen erhöht werden kann.

Nichtsdestotrotz sind hybride Phantome ein wichtiges Werkzeug, um die Grundlagen von MPI zu erforschen und die Limitierungen von MPI zu ergründen. Mit hybriden Phantomen können Simulationsergebnisse validiert und die Signale verschiedener Partikel in rekonstruierten Bildern verglichen werden. Durch eine Variation der Mittelungsanzahl des Empfangssignals kann das SNR der Messungen weiter erhöht und die Auflösungsgrenze noch verringert werden.

In [E4] wurde vorgeschlagen, verschiedene Feldsequenzen in einer Messung sequentiell anzuwenden, um das Partikelsignal für blockierte Partikel zu maximieren. Die Kombination verschiedener Feldsequenzen wurde auch in [88] vorgeschlagen, um die Ortsauflösung in rekonstruierten Bildern zu steigern. Hybride Phantome und Systemmatrizen eignen sich für die Erforschung dieses Ansatzes sehr gut, da multidimensionale MPS wie TAPAS und FUSSY-AMPS mehrere Feldsequenzen unterstützen.

Mit hybriden Phantomen und Systemmatrizen können wichtige Fragestellungen über Messsequenzen, Partikel und Rekonstruktionsalgorithmen erforscht und diese optimiert werden. Hybride Phantome stellen bzgl. des SNR ein Best-Case-Szenario in der messbasierten MPI-Forschung dar. Auch wenn aufgrund des geringeren SNR in MPI-Bildgebungseinheiten nicht die gleichen Rekonstruktionsergebnisse erzielt werden können, so könnten sie durch die Optimierung z. B. der Messsequenzen aber verbessert werden.

7 Zusammenfassung und Ausblick

7.1 Herausforderungen systemmatrixbasierter Rekonstruktion für eine klinische MPI-Bildgebungseinheit

In Kapitel 2.3 wurden die Herausforderungen systemmatrixbasierter Rekonstruktion für eine klinische MPI-Bildgebungseinheit beleuchtet, nämlich die lange Messzeit und der große Speicherbedarf einer Systemmatrix sowie der nötige Kompromiss zwischen einer hohen Ortsdiskretisierung und einem hohen SNR der Systemmatrix. In diesem Unterkapitel werden Lösungen für diese Herausforderungen präsentiert, die sich sowohl aus dieser Arbeit als auch aus Fremdarbeiten ergeben.

7.1.1 Zeitaufwand

Um die Messzeit einer Systemmatrix zu reduzieren, wurden Methoden des Compressed Sensing auf das Problem angewendet [16, 17]. Nach der Diskretisierung des Messfeldes für die Systemmatrixmessung wird dabei ein Bruchteil der Voxel gemessen. Es konnte gezeigt werden, dass nur $10\,\%$ der Voxel gemessen werden müssen, um eine unterabgestastete Systemmatrix rekonstruieren zu können [E7, E1, E10, E59, 51, 82]. Für stark inhomogene Magnetfelder konnten diese Ergebnisse nur eingeschränkt erreicht werden [E15, E72].
Eine alternative Aufnahmetechnik für Systemmatrizen wurde in [42] vorgestellt. Bei diesem Verfahren werden mehrere Punktproben gleichzeitig abwechselnd gemessen und verschoben. Dies ermöglicht eine Beschleunigung der Messzeit bei hohem SNR. Aktuell konnte diese Technik noch nicht in einer Messung validiert werden.
In Kapitel 4.4 wurde gezeigt, dass die Messzeit mit einer hybriden Systemmatrix erheblich reduziert werden kann. Die durchschnittliche Messzeit für einen Voxel wurde um $96\,\%$ verkürzt, wobei immer noch ein höheres SNR erzielt wurde als bei einer Vergleichsmessung in einer MPI-Bildgebungseinheit.
Hier werden die in Kapitel 2.3 angenommenen Messparameter modifiziert, um eine Systemmatrixmessung in einer MPI-Bildgebungseinheit bzw. in einem MPS abschließend zu vergleichen. In dieser Arbeit wurde für die Messung der hybriden Systemmatrizen $12\,\mathrm{mT}$ als Anregungsfeldamplituden gewählt. Dieser Wert wird für die folgende Beispielrechnung verwendet (statt $20\,\mathrm{mT}$ wie im

Beispiel aus Kapitel 2.3). In Kapitel 6.3 wurde eine multidimensionale Auflösung von 1 mT demonstriert. Daher müssen die Voxel der Systemmatrix einen Feldabstand von maximal 0,5 mT aufweisen. Das Systemmatrix-FOV wird auf 14 mT erweitert, um Rekonstruktionsartefakte von Partikeln außerhalb des Messfeldes aufzufangen [84]. Diese Parameter führen zu $N = 57^3$ Voxeln.

Mit 200 Signalmittelungen im Bruker-Scanner und einer daraus resultierenden durchschnittlichen Messzeit pro Voxel von 5,54 s (siehe Kapitel 4.4) würde die Systemmatrixaufnahme in der MPI-Bildgebungseinheit ca. zwölf Tage dauern. Bei der hybriden Messung reichen fünf Signalmittelungen aus, um ein höheres SNR als im Bruker-Scanner zu erzielen. Mit einer durchschnittlichen Messzeit von 0,11 s pro Voxel und einer Umschaltzeit der Gleichstromquellen von 0,02 s kann die hybride Systemmatrix in etwas mehr als sechseinhalb Stunden gemessen werden. In dieser Rechnung wurde angenommen, dass die Totzeiten für das Umschalten der Gleichstromquellen beim Oktantenwechsel auf null reduziert werden konnten, was z. B. durch die Installation bipolarer Gleichstromquellen möglich wäre. Des Weiteren wurde die Initialisierung beider Systeme nicht eingerechnet.

Eine konventionelle Systemmatrixmessung blockiert eine klinische MPI-Bildgebungseinheit zwölf Tage lang. In dieser Zeit steht sie nicht für Patientenmessungen zur Verfügung. Die Messung einer hybriden Systemmatrix erfolgt in einem MPS, sodass die klinische MPI-Bildgebungseinheit uneingeschränkt genutzt werden kann.

In Kapitel 2.3 wurden minimal 28 Systemmatrizen identifiziert, die von einer klinischen MPI-Bildgebungseinheit gemessen werden müssen. Die klinische MPI-Bildgebungseinheit wäre mit der vollständigen Kalibriermessung etwa elf Monate beschäftigt, während die 28 Systemmatrizen im MPS in unter acht Tagen aufgenommen werden könnten.

Außerdem wurde in dieser Arbeit gezeigt, dass Systemmatrizen zwischen verschiedenen Systemen ausgetauscht werden können. So kann eine hybride Systemmatrix einmalig im MPS gemessen und für beliebig viele MPI-Bildgebungseinheiten nutzbar gemacht werden. Dazu muss die hybride Systemmatrix lediglich um das Sensitivitätsprofil der Messspule und um die Transferfunktion des Empfangspfades korrigiert werden (siehe Kapitel 5).

Durch die extrem verkürzte Messzeit einer Systemmatrix und die Auslagerung der Messung in ein multidimensionales MPS kann das Problem der Messzeit für die systemmatrixbasierte Rekonstruktion für eine klinische MPI-Bildgebungseinheit als gelöst betrachtet werden.

7.1.2 Speicheraufwand

In Kapitel 2.3.2 wurde ein Speicheraufwand von bis zu 820 GB errechnet, um eine Echtzeitvisualisierung bei Multicolor-MPI zu gewährleisten.
Die Frequenzkomponenten der Systemmatrix, die Systemfunktionen, können in einem sparsen Raum repräsentiert und nahezu verlustfrei komprimiert werden [51, 54, 57]. Durch die Rekonstruktion der Partikelverteilung im sparsen Raum kann die Rekonstruktionszeit erheblich reduziert werden [54]. Die sparse Rekonstruktion der Partikelverteilung kann mit der Unterabtastung der Systemmatrix kombiniert werden [E7, E1]. In [71] konnten die Systemfunktionen auf nur einen Eintrag komprimiert werden, sodass eine direkte Rekonstruktion der Partikelverteilung möglich war.
Im Beispiel aus Kapitel 2.3.2 mit $K = 20.000$ Frequenzkomponenten, drei Empfangskanälen und $N = 57^3$ Voxeln, die durch nur einen Eintrag in der Systemmatrix repräsentiert werden, reduziert sich der Speicherbedarf für eine Systemmatrix auf weniger als ein halbes Megabyte.
In einem konservativeren Szenario können die Systemfunktionen auf 10 % ihrer Einträge komprimiert werden [E1]. Dadurch reduziert sich der Speicheraufwand im angenommenen Szenario auf 8,28 GB. Im Fall von Multicolor-MPI müssen die Daten von sieben Systemmatrizen, also 57,95 GB, im Arbeitsspeicher vorgehalten werden.
In der Rechnung ist nicht berücksichtigt, dass üblicherweise eine Frequenzauswahl für die Rekonstruktion getroffen wird. Dabei kann der Speicherbedarf auf 50 % reduziert werden, was einen finalen Speicheraufwand von unter 29 GB für sieben Systemmatrizen gleichzeitig bedeutet.
Durch diese starke Reduktion des Speicherbedarfs können mehrere Systemmatrizen gleichzeitig im Speicher vorgehalten werden. Die Partikelverteilung kann im sparsen Raum rekonstruiert werden, was die Bildrekonstruktion bei MPI erheblich beschleunigt. Auch wenn es noch Forschungsbedarf an Kompressionstechniken sowie schnellen Rekonstruktionsalgorithmen gibt, kann

die Herausforderung des enormen Speicheraufwandes für Systemmatrizen als gelöst angenommen werden.

7.1.3 Auflösungsbegrenzung

Bei einer konventionellen Systemmatrixmessung muss ein Kompromiss zwischen der Diskretisierung des Messfeldes und der Partikelprobengröße gefunden werden. In [E22] wurde eine Systemmatrix mit geringer Gradientenfeldstärke aufgenommen und dafür eine große Partikelprobe verwendet. Mit dieser Systemmatrix wurde eine Phantommessung erfolgreich rekonstruiert, die mit einer hohen Gradientenfeldstärke gemessen wurde. Zwar konnte das Dilemma zwischen SNR und Diskretisierung der Systemmatrix so aufgelöst werden, jedoch führte dieser Ansatz auch zu Rekonstruktionsartefakten.
Die hybride Messung einer Systemmatrix ermöglicht ein sehr hohes SNR und eine beliebige Diskretisierung. Da das MPS ein infinitesimales Volumen im Messfeld der MPI-Bildgebungseinheit emuliert, ist die Auflösung lediglich durch die Genauigkeit der Gleichstromquellen limitiert, die die magnetischen Offsetfelder generieren. In den implementierten MPS liegt diese Ungenauigkeit im unteren Mikroteslabereich und kann vernachlässigt werden.
Durch die beliebige Diskretisierung mit gleichbleibend hohem SNR bei einer hybriden Systemmatrix kann diese Herausforderung für eine klinische MPI-Bildgebungseinheit als gelöst betrachtet werden.

7.2 Zusammenfassung

In Kapitel 2.3 wurden die Probleme herausgearbeitet, die bei der systemmatrixbasierten Rekonstruktion entstehen. Im vorangegangenen Unterkapitel 7.1 wurden Lösungen präsentiert, die insbesondere durch diese Arbeit entstanden sind.
Im Einzelnen bestand diese Arbeit aus folgenden Arbeitsschritten: MPS- und MPI-Systeme wurden hinsichtlich der Steuerbarkeit durch Software charakterisiert (siehe Kapitel 3). Exemplarisch wurden Wege zur Vermeidung von Signalsprüngen, zur Regelung des Anregungsfeldes sowie zur Kalibrierung des Sende-, Feedback- und Empfangspfades vorgestellt. Die implementierte

Software wurde auf verschiedenen MPI-Systemen und MPS getestet und hat mehrere, auch für diese Arbeit relevante Forschungsergebnisse ermöglicht.

In Kapitel 4 wurde eine Aufnahmetechnik für multidimensionale hybride Systemmatrizen im MPS vorgestellt. Hybride Systemmatrizen wurden erstmals in 2D und 3D aufgenommen und mit Systemmatrizen aus einer MPI-Bildgebungseinheit verglichen. Die hybriden Systemmatrizen weisen ein deutlich höheres SNR auf und lösen das Dilemma zwischen SNR und Ortsdiskretisierung. Des Weiteren konnte gezeigt werden, dass die Aufnahmezeit einer multidimensionalen Systemmatrix durch die hybride Technik um bis zu $96\,\%$ verkürzt werden kann.

Zudem wurde erstmals demonstriert, dass hybride Systemmatrizen in einem MPS nicht nur für FFP-, sondern auch für FFL-MPI-Systeme gemessen werden können. Da die Messung über eine Diskretisierung der FFL erfolgt, ist eine Veränderung des MPS nicht notwendig.

Um Messdaten aus einer MPI-Bildgebungseinheit mit einer hybriden Systemmatrix aus einem MPS rekonstruieren zu können, wurden erstmals die Transferfunktionen der Empfangspfade beider Systeme gemessen und die Daten entsprechend korrigiert (siehe Kapitel 5). Damit wurde gezeigt, dass Systemmatrizen bzw. Messdaten zwischen MPI-Systemen ohne weitere Kalibrierungsschritte ausgetauscht werden können. Zudem konnte eine hybride Systemmatrix auf das inhomogene Sensitivitätsprofil einer gradiometrischen Empfangsspule angepasst werden, was die notwendigen Modifikationen einer hybriden Systemmatrix für ein MPI-Zielsystem komplettiert.

Mit den genannten Ergebnissen war es möglich, multidimensionale Messdaten aus MPI-Bildgebungseinheiten mit den aufgenommenen hybriden Systemmatrizen zu rekonstruieren (siehe Kapitel 4). Die Rekonstruktionsergebnisse konnten vom höheren SNR und der feineren Ortsdiskretisierung einer hybriden Systemmatrix profitieren. Dynamische Projektionsmessdaten aus einem FFL-MPI-System konnten ebenfalls erfolgreich mit einer hybriden Systemmatrix rekonstruiert werden.

Die vorgestellten Ergebnisse erlauben es, Systemmatrizen, die in MPI-Bildgebungseinheiten gemessen werden, vollständig durch hybride Systemmatrizen zu ersetzen. Auf der Anregungsseite kann ein multidimensionales MPS unterschiedliche Anregungsfeldsequenzen implementieren. Mit Hilfe von Gleichstromquellen können flexible Offsetmagnetfeldsequenzen erzeugt und somit verschiedene Gradientenfelder emuliert werden. In einem MPS kann für jeden emulierten Ortspunkt eine andere Magnetfeldsequenz gefahren und sogar die Kopplung von Sendesignalen eingestellt werden, was die Emulation vieler Scannergeometrien ermöglicht. Empfangsseitig wurde in dieser Arbeit gezeigt, dass die Charakteristika der Empfangsspule und des Empfangspfades korrigiert werden können. Dazu wird eine hybride Systemmatrix mit den Transferfunktionen der Empfangspfade und den Sensitivitätsprofilen der Empfangsspulen korrigiert.

Die genannten Korrekturschritte erfolgen nach der Messung einer hybriden Systemmatrix. Daher kann eine hybride Systemmatrix sowohl für mehrere MPI-Bildgebungseinheiten als auch für verschiedene Empfangsspulen verwendet werden, was die globale Anzahl an Systemmatrixmessungen reduziert. Diese Anzahl verringert sich weiter, da gezeigt werden konnte, dass Systemmatrizen für Partikelmischungen aus den Einzelmessungen der Partikelsorten berechnet werden können (siehe Kapitel 5).

In Kapitel 6 wurden hybride Phantome als ein wichtiges Werkzeug für die Erforschung von MPI-Schlüsselparametern vorgestellt. Unter Verwendung von hybriden Phantomen und hybriden Systemmatrizen wurde bildbasiert gezeigt, dass eine Ortsauflösung von wenigen Hundert Mikrometern sowohl für ein- als auch multidimensionale Anregung mit der MPI-Technologie möglich ist.

Des Weiteren konnte mit hybriden Phantomen erstmals nachgewiesen werden, dass eine sinusbasierte Lissajoustrajektorie eine höhere räumliche Auflösung im rekonstruierten Bild als eine cosinusbasierte ermöglicht. Es wurde gezeigt, dass die Ortsauflösung von MPI verbessert werden kann, wenn die Signale zusätzlicher Empfangsspulen, die orthogonal zur Anregungsrichtung sensitiv sind, in der Bildrekonstruktion berücksichtigt werden.

Die Vielseitigkeit hybrider Phantome wurde durch die Erzeugung eines dynamischen, hybriden Phantoms demonstriert. Dabei konnten Bewegungsartefakte in den rekonstruierten Bildern reduziert werden, indem die zeitliche Auflösung der Rekonstruktionsergebnisse durch eine Modifikation des Rekonstruktionsalgorithmus verdoppelt wurde.

Hybride Phantome eröffnen neue Möglichkeiten für die Erforschung von

Schlüsselparametern bei MPI. Sie ermöglichen die Validierung von Rekonstruktionsalgorithmen an Messdaten mit hohem SNR. Ohne eine MPI-Bildgebungseinheit betreiben zu müssen, können dynamische und statische Phantommessungen allein mit einem multidimensionalen MPS durchgeführt werden. Dabei sind sowohl dem Design des Phantoms als auch der Dynamik der Messung kaum Grenzen gesetzt. Des Weiteren kann die Ortsauflösung von Partikelproben schnell und effizient bildbasiert mit geeigneten hybriden Phantomen untersucht werden.

Bei MPI können Messfelder von wenigen Kubikzentimetern mit einer hohen räumlichen und zeitlichen Auflösung abgetastet werden. Eine Ortsauflösung im Mikrometerbereich wurde mit der MPI-Technologie gezeigt [E3]. Im Bruker-Scanner wird eine Bildwiederholrate von über 46 Bildern pro Sekunde erreicht. Durch eine Manipulation der Phasen des Anregungsfeldes kann die Bildwiederholrate sogar verdoppelt werden [E11]. Mit der MPI-Technologie gelingt es, nur 192 pg Eisen zu detektieren [E24], was einer Menge von unter zehn Zellen entspricht, die mit Eisen beladen werden [90]. Während einer Intervention können Instrumente visualisiert [E50, 39] und durch die Magnetfelder der MPI-Bildgebungseinheit manipuliert werden [60]. Die gleichzeitige Manipulation und Visualisierung ist auch für magnetische Schwimmer möglich, was neue Anwendungsfelder für MPI wie z. B. die Gastroskopie erschließt [E18, E19]. Bei der Behandlung eines Mammakarzinoms kann der Wächterlymphknoten in der Achselhöhle detektiert werden [E25]. Mit MPI kann das Lumen endovaskulärer Implantate artefaktfrei abgebildet [E31] und quantifiziert werden [E6]. Als einzige Bildgebungsmodalität ermöglicht sie Interventionen mit Echtzeitbildgebung ohne Strahlenbelastung. Damit hat MPI das Potenzial, sowohl in der präklinischen Forschung als auch in der klinischen Applikation eine sehr wichtige Position einzunehmen.

Allerdings gab es für die Bildrekonstruktion bis jetzt noch große Hürden zu überwinden. Bei der Rekonstruktion über den X-Space-Ansatz müssen Modellannahmen getroffen werden, die insbesondere bei der multidimensionalen Bildgebung die Partikel betreffend unzureichend sind [19, 24, 28]. Zwar müssen bei der systemmatrixbasierten Rekonstruktion keine Annahmen getroffen werden, aber die Aufnahme war langwierig und mit Kompromissen verbunden. Durch die Auslagerung der Systemmatrixmessung in ein MPS wird dieses

Problem gelöst. Bei einem sehr hohen SNR können hybride Systemmatrizen schnell und mit einer beliebigen Diskretisierung gemessen werden.
Mit hybriden Phantomen wurde ein Werkzeug gefunden, dass die Entwicklung von MPI deutlich beschleunigen kann. Verschiedene Versuche zur Feldsequenz-, Algorithmen- und Partikelevaluation können in einem multidimensionalen MPS erfolgen, was eine effiziente Erforschung der Schlüsselparameter von MPI ermöglicht.

7.3 Ausblick

Diese Arbeit zeigt, dass die Systemmatrix kein Hindernis für hochaufgelöste 3D-Bildgebung mit MPI ist. Der Weg ist geebnet für eine 3D-Echtzeitbildgebung mit hoher zeitlicher und räumlicher Auflösung. Der limitierende Faktor ist derzeit noch das SNR, das in MPI-Bildgebungseinheiten erreicht wird, das aber durch dedizierte Empfangsspulen deutlich verbessert wird [E24, 61].
Da deutlich wurde, dass die gleiche Systemmatrix nach notwendigen Korrekturschritten an mehreren MPI-Bildgebungseinheiten genutzt werden kann, muss eine Infrastruktur für die Distribution von hybriden Systemmatrizen geschaffen werden. Mit dem MDF wurde ein offenes Datenformat geschaffen, das für die Verteilung von Messdaten geeignet ist [E60]. Wie in Kapitel 5.6 beschrieben wurde, müssen die MPI-Bildgebungseinheiten einmalig hinsichtlich ihres Gradientenfeldes, ihres Anregungsfeldes, der Sensitivitätsprofile der Empfangsspulen und der Transferfunktionen der Empfangspfade charakterisiert werden. Mit diesem Parametersatz kann eine hybride Systemmatrix für das Zielsystem nutzbar gemacht werden.
Zudem wurde ein Werkzeug für die weitere Erforschung von Schlüsselparametern von MPI vorgestellt. Mit hybriden Phantomen kann die Evaluation von Feldsequenzen und Partikeln sowie die Validierung von Rekonstruktionsalgorithmen anhand rauscharmer Messdaten erfolgen. Es ist Aufgabe weiterer Forschung, die partikel- und feldsequenzspezifische Ortsauflösungsgrenze und somit die benötigte Diskretisierung der hybriden Systemmatrix zu bestimmen. Ein geeignetes Werkzeug dafür sind hybride Phantome.
2019 wurde MPI mit einer gepulsten Anregung (Pulsed MPI) vorgestellt [76]. Mit einer geringen Amplitude von $1\,\mathrm{mT}$ wurden Partikel nicht sinusoidal,

sondern mit einem Rechtecksignal angeregt, was zu einer schmaleren PSF (Punkt-Spreiz-Funktion, *englisch: point spread function*) geführt hat und eine höhere Ortsauflösung in rekonstruierten Bildern verspricht. Die Abrasterung eines größeren Messfeldes wurde über Fokusfelder realisiert. Diese neue Art des Anregungsfeldes eröffnet innerhalb von MPI ein neues Forschungsfeld. Die Dynamik verschiedener Partikelarten muss für Pulsed MPI überprüft werden. Geeignete und schnelle Abtastungen eines großen Messfeldes müssen gefunden und die erreichbare Ortsauflösung untersucht werden.
Ein multidimensionales MPS wie FUSSY-AMPS würde sich sehr gut für eine weitreichende Evaluation dieser neuen Technik eignen, bevor eine neue Generation von MPI-Bildgebungseinheit entstehen muss, die Pulsed MPI implementieren. Nach geeigneten Hardwaremodifikationen kann ein multidimensionales MPS Partikel in der Messkammer gepulst anregen. Dafür kann die I/O-Karte ein rechteckiges Signal erzeugen, das geeignet verstärkt werden muss. Die Abrasterung eines emulierten Messfeldes kann durch eine Sequenz von magnetischen Offsetfeldern, die von Gleichstromquellen generiert werden, oder auch über eine Signalform der I/O-Karte realisiert werden.
Hybride Systemmatrizen und hybride Phantome könnten, wie in dieser Arbeit vorgestellt, gemessen und analysiert werden. Durch die Flexibilität eines multidimensionalen MPS könnte mit sehr hoher Geschwindigkeit viel Wissen über Pulsed MPI generiert werden. Nicht nur geeignete Partikel oder eine effiziente Art der Messfeldabtastung könnten durch MPS-Messungen bestimmt werden, sondern auch die Möglichkeiten z. B. multidimensionaler, gepulster Anregung evaluiert werden. Dieses Wissen könnte dann in die Konzeption geeigneter MPI-Bildgebungseinheiten für Pulsed MPI fließen und deren Entwicklung vereinfachen und beschleunigen.

8 Referenzen

Eigene Arbeiten

Beiträge in Fachzeitschriften

[E1] A. von Gladiss, M. Ahlborg, T. Knopp und T. M. Buzug. "Compressed Sensing of the System Matrix and Sparse Reconstruction of the Particle Concentration in Magnetic Particle Imaging". *IEEE Transactions on Magnetics* 51.2, 2015, S. 1–4. DOI: 10.1109/TMAG.2014.2326432.

[E2] A. von Gladiss, M. Graeser, A. Behrends, X. Chen und T. M. Buzug. "Efficient hybrid 3D system calibration for magnetic particle imaging systems using a dedicated device". *Scientific Reports* 10.1, 2020, S. 18432. DOI: 10.1038/s41598-020-75122-5.

[E3] A. von Gladiss, M. Graeser, A. Cordes, A. C. Bakenecker, A. Behrends, X. Chen und T. M. Buzug. "Investigating Spatial Resolution, Field Sequences and Image Reconstruction Strategies using Hybrid Phantoms in MPI". *International Journal on Magnetic Particle Imaging* 6.1, 2020. DOI: 10.18416/IJMPI.2020.2003004.

[E4] A. von Gladiss, M. Graeser, K. Lüdtke-Buzug und T. M. Buzug. "Contribution of brownian rotation and particle assembly polarisation to the particle response in magnetic particle spectrometry". *Current Directions in Biomedical Engineering* 1.1, 2015, S. 298–301. DOI: 10.1515/cdbme-2015-0074.

[E5] A. von Gladiss, M. Graeser, P. Szwargulski, T. Knopp und T. M. Buzug. "Hybrid system calibration for multidimensional magnetic particle imaging". *Physics in Medicine and Biology* 62.9, 2017, S. 3392–3406. DOI: 10.1088/1361-6560/aa5340.

[E6] F. Wegner[1], A. von Gladiss[1], J. Haegele, U. Grzyska, M. M. Sieren, E. Stahlberg, T. H. Oechtering, K. Lüdtke-Buzug, J. Barkhausen, T. M. Buzug und T. Friedrich. "Magnetic Particle Imaging: In vitro Signal Analysis and Lumen Quantification of 21 Endovascular Stents". *International Journal of Nanomedicine* 16, 2021, S. 213–221. DOI: 10.2147/IJN.S284694.

Konferenzbeiträge

[E7] A. von Gladiss, M. Ahlborg, T. Knopp und T. M. Buzug. "Compressed Sensing and Sparse Reconstruction in MPI". *International Workshop on Magnetic Particle Imaging*. 2014, S. 19–20.

[E8] A. von Gladiss, J. Beuke, M. Weber, A. Malhotra, A. Behrends, A. Cordes, M. Stille, V. C. Behr, P. Vogel, K. Gräfe, T. Friedrich, K. Lüdtke-Buzug, A. Neumann, M. Ahlborg und T. M. Buzug. "Dynamic 2D Imaging with an MPI Scanner Featuring a Mechanically Rotated FFL". *International Workshop on Magnetic Particle Imaging*. 2019, S. 5–6.

[E9] A. von Gladiss, Y. Blancke Soares, T. M. Buzug und K. Gräfe. "Dynamic Imaging with a 3D Single-Sided MPI Scanner". *International Workshop on Magnetic Particle Imaging*. 2019, S. 235–236.

[1] geteilte Erstautorschaft

[E10] A. von Gladiss, M. Graeser und T. M. Buzug. "Applying Compressed Sensing on Hybrid System Matrices in Magnetic Particle Imaging". *International Workshop on Magnetic Particle Imaging*. 2017, S. 81.

[E11] A. von Gladiss, M. Graeser und T. M. Buzug. "Increasing the MPI Frame Rate by Excitation Signal Phase-Shifting and Receive-Signal-Splitting". *International Workshop on Magnetic Particle Imaging*. 2018, S. 215–216.

[E12] A. von Gladiss, M. Graeser und T. M. Buzug. "Influence of Excitation Signal Coupling on Reconstructed Images in Magnetic Particle Imaging". *Bildverarbeitung für die Medizin 2018. Informatik aktuell*. Springer Vieweg, 2018, S. 92–97. DOI: 10.1007/978-3-662-56537-7_36.

[E13] A. von Gladiss, M. Graeser und T. M. Buzug. "Influence of Excitation Signal Coupling on Reconstructed Images in MPI". *International Workshop on Magnetic Particle Imaging*. 2018, S. 47–48.

[E14] A. von Gladiss, M. Graeser, M. Ferguson, A. P. Khandhar, S. J. Kemp, K. M. Krishnan und T. M. Buzug. "The Particle Response of Blended Nanoparticles in MPI". *International Workshop on Magnetic Particle Imaging*. 2016, S. 115.

[E15] A. von Gladiss, K. Gräfe, M. Ahlborg und T. M. Buzug. "Undersampling the system matrix of a single sided MPI-scanner". *International Workshop on Magnetic Particle Imaging*. IEEE, 2015. DOI: 10.1109/IWMPI.2015.7107021.

[E16] F. Wegner[1], A. von Gladiss[1], J. Haegele, U. Grzyska, M. Sieren, K. Lüdtke-Buzug, J. Barkhausen, T. Buzug und T. Friedrich. "Stent Lumen Quantification of 21 Endovascular Stents with MPI". *International Workshop on Magnetic Particle Imaging*. 2020. DOI: 10.18416/IJMPI.2020.2009021.

[1] geteilte Erstautorschaft

Koautorschaften in Fachzeitschriften

[E17] A. Bakenecker, T. Friedrich, A. von Gladiss, M. Graeser, J. Stelzner und T. M. Buzug. "Experimental Validation of the Selection Field of a Rabbit-Sized FFL Scanner". *International Journal on Magnetic Particle Imaging* 3.1, 2017. DOI: 10.18416/IJMPI.2017.1703013.

[E18] A. C. Bakenecker, A. von Gladiss, T. Friedrich und T. M. Buzug. "3D-Printing with Incorporated Iron Particles for Magnetic Actuation and MPI". *International Journal on Magnetic Particle Imaging* 6.1, 2020. DOI: 10.18416/IJMPI.2020.2003001.

[E19] A. C. Bakenecker, A. von Gladiss, T. Friedrich, U. Heinen, H. Lehr, K. Lüdtke-Buzug und T. M. Buzug. "Actuation and visualization of a magnetically coated swimmer with magnetic particle imaging". *Journal of Magnetism and Magnetic Materials* 473, 2019, S. 495–500. DOI: 10.1016/j.jmmm.2018.10.056.

[E20] K. Bente, A. C. Bakenecker, A. von Gladiss, F. Bachmann, A. Cēbers, T. M. Buzug und D. Faivre. "Selective Actuation and Tomographic Imaging of Swarming Magnetite Nanoparticles". *ACS Applied Nano Materials*, 2021, acsanm. 1c00768. DOI: 10.1021/acsanm.1c00768.

[E21] X. Chen, M. Graeser, A. Behrends, A. von Gladiss und T. M. Buzug. "First Measurement Results of a 3D Magnetic Particle Spectrometer". *International Journal on Magnetic Particle Imaging* 4.1, 2018. DOI: 10.18416/IJMPI.2018.1810001.

[E22] M. Graeser, A. von Gladiss, T. Friedrich und T. M. Buzug. "SNR and Discretization Enhancement for System Matrix Determination by Decreasing the Gradient in Magnetic Particle Imaging". *International Journal on Magnetic Particle Imaging* 3.1, 2017. DOI: 10.18416/IJMPI.2017.1703019.

[E23] M. Graeser, A. von Gladiss, M. Weber und T. M. Buzug. "Two dimensional magnetic particle spectrometry". *Physics in Medicine and Biology* 62.9, 2017, S. 3378–3391. DOI: 10.1088/1361-6560/aa5bcd.

[E24] M. Graeser, T. Knopp, P. Szwargulski, T. Friedrich, A. von Gladiss, M. Kaul, K. M. Krishnan, H. Ittrich, G. Adam und T. M. Buzug. "Towards Picogram Detection of Superparamagnetic Iron-Oxide Particles Using a Gradiometric Receive Coil". *Scientific Reports* 7.1, 2017, S. 6872. DOI: 10.1038/s41598-017-06992-5.

[E25] K. Gräfe, A. von Gladiss, G. Bringout, M. Ahlborg und T. M. Buzug. "2D Images Recorded With a Single-Sided Magnetic Particle Imaging Scanner". *IEEE Transactions on Medical Imaging* 35.4, 2016, S. 1056–1065. DOI: 10.1109/TMI.2015.2507187.

[E26] A. Malhotra, A. von Gladiss, A. Behrends, T. Friedrich, A. Neumann, T. M. Buzug und K. Lüdtke-Buzug. "Tracking the Growth of Superparamagnetic Nanoparticles with an In-Situ Magnetic Particle Spectrometer (INSPECT)". *Scientific Reports* 9.1, 2019, S. 10538. DOI: 10.1038/s41598-019-46882-6.

[E27] D. Schmidt, M. Graeser, A. von Gladiss, T. M. Buzug und U. Steinhoff. "Imaging Characterization of MPI Tracers Employing Offset Measurements in a two Dimensional Magnetic Particle Spectrometer". *International Journal on Magnetic Particle Imaging* 1.2, 2016. DOI: 10.18416/IJMPI.2016.1604002.

[E28] J. Stelzner, M. Graeser, A. Bakenecker, A. von Gladiss, G. Bringout und T. M. Buzug. "Measurements Inside a Rabbit Sized FFL-MPI Device Using a Gradiometric Receive Coil". *International Journal on Magnetic Particle Imaging* 3.1, 2017. DOI: 10.18416/IJMPI.2017.1703012.

[E29] M. Weber, K. Bente, A. von Gladiss, M. Graeser und T. M. Buzug. "Sequences for real-time magnetic particle imaging". *Current Directions in Biomedical Engineering* 1.1, 2015. DOI: 10.1515/cdbme-2015-0087.

[E30] M. Weber, J. Beuke, A. von Gladiss, K. Gräfe, P. Vogel, V. C. Behr und T. M. Buzug. "Novel Field Geometry Using Two Halbach Cylinders for FFL-MPI". *International Journal on Magnetic Particle Imaging* 4.2, 2018. DOI: 10.18416/IJMPI.2018.1811004.

[E31] F. Wegner, T. Friedrich, A. von Gladiss, U. Grzyska, M. M. Sieren, K. Lüdtke-Buzug, A. Frydrychowicz, T. M. Buzug, J. Barkhausen und J. Haegele. "Magnetic Particle Imaging: Artifact-Free Metallic Stent Lumen Imaging in a Phantom Study". *CardioVascular and Interventional Radiology* 43.2, 2020, S. 331–338. DOI: `10.1007/s00270-019-02347-x`.

Koautorschaften bei Konferenzbeiträgen

[E32] A. Bakenecker, T. Friedrich, A. von Gladiss und T. M. Buzug. "Lateral Movement of a Helical Swimmer Induced by Rotating Focus Fields in a Preclinical MPI Scanner". *International Workshop on Magnetic Particle Imaging*. 2018, S. 99–100.

[E33] A. Bakenecker, T. Friedrich, A. von Gladiss, M. Graeser, J. Stelzner und T. M. Buzug. "Experimental Validation of the Selection Field of a Rabbit Sized FFL Scanner". *International Workshop on Magnetic Particle Imaging*. 2017, S. 41.

[E34] A. Bakenecker, A. von Gladiss, T. Friedrich und T. M. Buzug. "Lateral Movement of Helical Swimmers Visualized with Magnetic Particle Imaging". *Biomedical Engineering / Biomedizinische Technik*. Bd. 63. s1. 2018, S. 69–74. DOI: `10.1515/bmt-2018-6015`.

[E35] A. Bakenecker, A. von Gladiss, T. Friedrich und T. M. Buzug. "Magnetic Manipulation in Combination with Magnetic Particle Imaging". *Verhandlungen der Deutschen Physikalischen Gesellschaft Würzburg*. 2018.

[E36] A. Bakenecker, A. von Gladiss, T. Friedrich, K. Lüdtke-Buzug und T. M. Buzug. "Manipulation of Magnetically Coated Swimmers Inside a Magnetic Particle Imaging Scanner". *International Conference on the Scientific and Clinical Applications of Magnetic Carriers*. 2018.

[E37] A. C. Bakenecker, K. Bente, F. Bachmann, A. von Gladiss, D. Faivre und T. M. Buzug. "Selective actuation and MPI of magnetic beads". *International Workshop on Magnetic Particle Imaging*. 2020.

[E38] A. C. Bakenecker, J. Beuke, P. Blümler, A. von Gladiss, T. Friedrich und T. M. Buzug. "A Concept for a Magnetic Particle Imaging Scanner with Halbach-Arrays". *Frühjahrstagung Deutsche Physikalische Gesellschaft Regensburg*. 2019.

[E39] A. C. Bakenecker, J. Beuke, P. Blümler, A. von Gladiss, T. Friedrich und T. M. Buzug. "A Concept for an Adjustable MPI System with Permanent Magnets". *International Workshop on Magnetic Particle Imaging*. 2019, S. 119–120.

[E40] A. C. Bakenecker, A. von Gladiss, T. Friedrich, U. Heinen, H. Lehr, K. Lüdtke-Buzug und T. M. Buzug. "Simultaneous Actuation and Visualization of a Magnetically Coated Swimmer with MPI". *3ed Ilmenau Symposium on Medical Application of Magnetic Nanoparticles and Ferrofluids*. 2019, S. 14.

[E41] A. C. Bakenecker, A. von Gladiss, M. Herbst, H. Lehr, M. Graeser, M. Ahlborg, T. Friedrich und T. M. Buzug. "Image guided steering of a magnetically coated swimmer with Magnetic Particle Imaging". *Frühjahrstagung Deutsche Physikalische Gesellschaft Regensburg*. 2019.

[E42] A. C. Bakenecker, A. von Gladiss, M. Herbst, H. Lehr, M. Graeser, M. Ahlborg, T. Friedrich und T. M. Buzug. "Simultaneous Actuation and Visualization of a Magnetically Coated Swimmer with MPI". *International Workshop on Magnetic Particle Imaging*. 2019, S. 159–160.

[E43] K. Bente, M. Weber, A. von Gladiss, C. Debbeler, K. Lüdtke-Buzug und T. M. Buzug. "Sensitivity study for an MPI FFL scanner". *International Workshop on Magnetic Particle Imaging*. IEEE, 2015. DOI: 10.1109/IWMPI.2015.7107070.

[E44] J. Beuke, M. Weber, A. von Gladiss, P. Vogel, V. C. Behr, K. Gräfe und T. M. Buzug. "Halbach-Based Field-Free Line MPI Scanner". *Proceedings of the EMBC*. 2019.

[E45] Y. Blancke Soares, A. von Gladiss, M. Ahlborg, K. Gräfe und T. M. Buzug. "Comparison of Frequency Selection Methods for Image Reconstruction in Magnetic Particle Imaging - Improving Image Quality -". *Student Conference Medical Engineering Science*. 2016, S. 221–224.

[E46] Y. Blancke Soares, K. Gräfe, A. von Gladiss, C. Debbeler, K. Lüdtke-Buzug und T. M. Buzug. "Verification of the Linear System Response of a Single-Sided MPI Device". *International Workshop on Magnetic Particle Imaging*. 2019, S. 51–52.

[E47] G. Bringout, J. Stelzner, M. Ahlborg, A. Behrends, K. Bente, C. Debbeler, A. von Gladiss, K. Gräfe, M. Graeser, C. Kaethner, S. Kaufmann, K. Lüdtke-Buzug, H. Medimagh, W. Tenner, M. Weber und T. M. Buzug. "Concept of a rabbit-sized FFL-scanner". *International Workshop on Magnetic Particle Imaging*. IEEE, 2015. DOI: 10.1109/IWMPI.2015.7107032.

[E48] X. Chen, M. Graeser, A. Behrends, A. von Gladiss und T. M. Buzug. "First measured result of the 3D Magnetic Particle Spectrometer". *International Workshop on Magnetic Particle Imaging*. 2017, S. 123.

[E49] C. Debbeler, A. von Gladiss, T. Friedrich, T. M. Buzug und K. Lüdtke-Buzug. "New MPI Tracer Material - A Resolution Study". *International Workshop on Magnetic Particle Imaging*. 2018, S. 33–34.

[E50] T. Friedrich, M. Ahlborg, A. von Gladiss, D. Bohsung, C. Moers, T. Göttsche, C. Weiß, F. Wegner und T. M. Buzug. "Interventional Devices Tailored for MPI". *International Workshop on Magnetic Particle Imaging*. 2019, S. 155–156.

[E51] M. Graeser, M. Ahlborg, A. Behrends, K. Bente, G. Bringout, C. Debbeler, A. von Gladiss, K. Gräfe, C. Kaethner, S. Kaufmann, K. Lüdtke-Buzug, H. Medimagh, J. Stelzner, M. Weber und T. M. Buzug. "A device for measuring the trajectory dependent magnetic particle performance for MPI". *International Workshop on Magnetic Particle Imaging*. 2015. DOI: 10.1109/IWMPI.2015.7107078.

[E52] M. Graeser, A. von Gladiss, T. Friedrich und T. M. Buzug. "SNR and Discretization Enhancement for System Matrix Determination by Decreasing the Gradient in Magnetic Particle Imaging". *International Workshop on Magnetic Particle Imaging*. 2017, S. 79.

[E53] M. Graeser, A. von Gladiss, P. Szwargulski, M. Ahlborg, T. Knopp und T. M. Buzug. "Reconstruction of Experimental 2D MPI Data using a Hybrid System Matrix". *International Workshop on Magnetic Particle Imaging*. 2016, S. 130.

[E54] M. Graeser, P. Szwargulski, T. Friedrich, A. von Gladiss, M. Kaul, K. M. Krishnan, H. Ittrich, G. Adam, T. M. Buzug und T. Knopp. "On the Determination of the Sensitivity in Magnetic Particle Imaging". *International Workshop on Magnetic Particle Imaging*. 2018, S. 69–70.

[E55] M. Graeser, P. Szwargulski, A. von Gladiss, F. Förger, F. Thieben, P. Ludewig und T. Knopp. "Receive path calibration to exchange system matrix data of different receivers". *International Workshop on Magnetic Particle Imaging*. 2020. DOI: 10.18416/IJMPI.2020.2009044.

[E56] K. Gräfe, A. von Gladiss, M. Ahlborg, G. Bringout und T. M. Buzug. "Reconstruction of a 2D Phantom Recorded with a Single-Sided MPI Device". *International Workshop on Magnetic Particle Imaging*. 2016, S. 23.

[E57] K. Gräfe, A. von Gladiss, G. Bringout, M. Ahlborg und T. M. Buzug. "2D imaging with a single-sided MPI device". *International Workshop on Magnetic Particle Imaging*. IEEE, 2015. DOI: 10.1109/IWMPI.2015.7107024.

[E58] K. Gräfe, A. von Gladiss und T. M. Buzug. "First Phantom Measurements with a 3D Single Sided MPI Scanner". *International Workshop on Magnetic Particle Imaging*. 2018.

[E59] M. Kleine, A. von Gladiss und T. M. Buzug. "Iterative Hard Thresholding for the Reconstruction of an Undersampled System Matrix in Magnetic Particle Imaging". *Deutsche Gesellschaft für Biomedizinische Technik Jahrestagung.* 2014, S. 628–632. DOI: 10.1515/bmt-2014-5008.

[E60] T. Knopp, T. Viereck, G. Bringout, M. Ahlborg, A. von Gladiss, C. Kaethner, A. Neumann, P. Vogel, J. Rahmer und M. Möddel. "MDF: Magnetic Particle Imaging Data Format". *ArXiv e-prints*, 2018. arXiv: 1602.06072.

[E61] A. Malhotra, A. von Gladiss, T. M. Buzug und K. Lüdtke-Buzug. "Effect of dextran on the nucleation and growth of nanostructures with an In-situ Magnetic Particle Spectrometer (INSPECT)". *International Workshop on Magnetic Particle Imaging.* 2019, S. 169–170.

[E62] F. Matysiak, M. Weber, S. Bruns, A. von Gladiss und T. M. Buzug. "Phantom Design for a High Resolution Field Free Line MPI Scanner". *Student Conference Medical Engineering Science.* 2016, S. 169–172.

[E63] D. Schmidt, M. Graeser, A. von Gladiss, T. M. Buzug und U. Steinhoff. "Imaging Characterization of MPI Tracers Employing Offset Measurements in a 2D Magnetic Particle Spectrometer". *International Workshop on Magnetic Particle Imaging.* 2016, S. 114.

[E64] J. Stelzner, G. Bringout, A. von Gladiss, H. Medimagh, M. Ahlborg, T. F. Sattel und T. M. Buzug. "First Spectrum Measurements with a Rabbit-Sized FFL-Scanner". *International Workshop on Magnetic Particle Imaging.* 2016, S. 138.

[E65] J. Stelzner, K. Gräfe, A. von Gladiss, J. Beuke und T. M. Buzug. "A Rabbit Sized Field-Free-Line Magnetic-Particle-Imaging Scanner". *International Workshop on Magnetic Particle Imaging.* 2019, S. 239–240.

[E66] M. Weber, K. Bente, S. Bruns, A. von Gladiss, M. Graeser und T. M. Buzug. "A 1.4T/m Field Free Line Magnetic Particle Imaging Device". *International Workshop on Magnetic Particle Imaging.* 2016, S. 142.

[E67] M. Weber, K. Bente, A. von Gladiss und T. M. Buzug. “MPI with a mechanically rotated FFL”. *International Workshop on Magnetic Particle Imaging.* 2015. DOI: 10.1109/IWMPI.2015.7107026.

[E68] F. Wegner, A. von Gladiß, J. Hägele, U. Grzyska, M. Sieren, K. Lüdtke-Buzug, T. Buzug, J. Barkhausen und T. Friedrich. “Visualisierung und Quantifizierung des Stentlumens mittels Magnetic Particle Imaging - Eine systematische in-vitro Analyse von 21 endovaskulären Stents”. *RöFo - Fortschritte auf dem Gebiet der Röntgenstrahlen und der bildgebenden Verfahren.* 2020. DOI: 10.1055/s-0040-1703130.

[E69] F. Wegner, T. Friedrich, A. Gladiß, U. Grzyska, A. Frydrychowicz, T. Buzug, J. Barkhausen und J. Hägele. “Magnetic Particle Imaging: Artefaktfreie Darstellung des In-Stent-Lumens von Koronar-Stents”. *RöFo - Fortschritte auf dem Gebiet der Röntgenstrahlen und der bildgebenden Verfahren.* 2019. DOI: 10.1055/s-0037-1682064.

[E70] F. Wegner, T. Friedrich, A. von Gladiss, T. M. Buzug, J. Barkhausen und J. Haegele. “Magnetic particle imaging: artefact-free imaging of the in-stent lumen of coronary stents”. *Insights into Imaging. ECR 2019: Book of Abstracts.* Bd. 10. S1. 2019. DOI: 10.1186/s13244-019-0713-y.

[E71] F. Wegner, T. Friedrich, A. von Gladiss, U. Grzyska, T. M. Buzug und J. Barkhausen. “Artifact-Free Imaging of the In-Stent Lumen of Coronary Stents with MPI – A Proof of Concept”. *International Workshop on Magnetic Particle Imaging.* 2019, S. 153–154.

[E72] P. Weissert, A. von Gladiss und T. M. Buzug. “Comparing Different Compressed Sensing Reconstruction Techniques for the System Matrix in Single-Sided MPI”. *Student Conference Medical Engineering Science.* 2016, S. 225–228.

Patentschriften

[E73] A. Malhotra, A. von Gladiß, K. Lüdtke-Buzug und T. M. Buzug. *Method and apparatus for in-synthesis sensing and control of magnetic nanostructures, EP3708533A1*. 2020.

Allgemeine Arbeiten

[1] M. Ahlborg. *Bildgebungskonzepte für Magnetic Particle Imaging Bildgebungskonzepte und Rekonstruktionsansätze für große Bildgebungsvolumen bei Magnetic Particle Imaging*. Infinite Science Publishing, 2016.

[2] M. Ahlborg, T. Knopp und T. M. Buzug. "Comparison of X-Space and Chebychev Reconstruction in Magnetic Particle Imaging". *International Workshop on Magnetic Particle Imaging (IWMPI) 2014, Book of Abstracts*. 2014, S. 104–105.

[3] H. Bagheri, C. A. Kierans, K. J. Nelson, B. A. Andrade, C. L. Wong, A. L. Frederick und M. E. Hayden. "A mechanically driven magnetic particle imaging scanner". *Applied Physics Letters* 113.18, 2018, S. 183703. DOI: 10.1063/1.5052646.

[4] A. Behrends und T. M. Buzug. "Design of a Switched-Capacitor Array for High-Power Applications with Dense Coverage of Medium Frequency-Range". *International Workshop on Magnetic Particle Imaging*. 2018, S. 171–172.

[5] A. Behrends, M. Graeser und T. M. Buzug. "Introducing a frequency-tunable magnetic particle spectrometer". *Current Directions in Biomedical Engineering* 1.1, 2015. DOI: 10.1515/cdbme-2015-0062.

[6] K. Bente, M. Weber, M. Graeser, T. F. Sattel, M. Erbe und T. M. Buzug. "Electronic Field Free Line Rotation and Relaxation Deconvolution in Magnetic Particle Imaging". *IEEE Transactions on Medical Imaging* 34.2, 2015, S. 644–651. DOI: 10.1109/TMI.2014.2364891.

[7] S. Biederer. *Entwicklung eines Spektrometers zur Analyse superparamagnetischer Eisenoxid-Nanopartikel für Magnetic-Particle-Imaging*. Wiesbaden: Vieweg+Teubner Verlag, 2012. DOI: 10.1007/978-3-8348-2407-3.

[8] S. Biederer, T. F. Sattel, T. Knopp und T. M. Buzug. "Variable Trajektoriendichte für Magnetic Particle Imaging". *Bildverarbeitung für die Medizin 2010*. 2010.

[9] M. Boberg, T. Knopp, P. Szwargulski und M. Moddel. "Generalized MPI Multi-Patch Reconstruction using Clusters of similar System Matrices". *IEEE Transactions on Medical Imaging*, 2019, S. 1–1. DOI: 10.1109/TMI.2019.2949171.

[10] M. Boberg, T. Knopp und M. Möddel. "Analysis and Comparison of Magnetic Fields in MPI using Spherical Harmonic Expansions". *International Workshop on Magnetic Particle Imaging*. 2018, S. 159–160.

[11] J. Bohnert, M. Gräser, B. Gleich und O. Dössel. "Experimental thresholds of magnetically induced currents via a figure-of-eight coil up to 25 kHz". *Biomedizinische Technik/Biomedical Engineering* 57.3, 2012. DOI: 10.1515/bmt-2012-0007.

[12] A. Bolz und W. Urbaszek. *Technik in der Kardiologie: Eine interdisziplinäre Darstellung für Ingenieure und Mediziner*. Springer Berlin Heidelberg, 2002.

[13] G. Bringout. "Field Free Line Magnetic Particle Imaging Characterisation and imaging device up-scaling". Diss. Universität zu Lübeck, 2016. DOI: 10.5281/zenodo.162417.

[14] J. W. M. Bulte, P. Walczak, M. Janowski, K. M. Krishnan, H. Arami, A. Halkola, B. Gleich und J. Rahmer. "Quantitative "Hot-Spot" Imaging of Transplanted Stem Cells Using Superparamagnetic Tracers and Magnetic Particle Imaging". *Tomography* 1.2, 2015, S. 91–97. DOI: 10.18383/j.tom.2015.00172.

[15] T. M. Buzug. *Computed Tomography: From Photon Statistic to Modern Cone-Beam CT*. Berlin, Heidelberg: Springer Berlin Heidelberg, 2008. DOI: 10.1007/978-3-540-39408-2.

[16] E. Candes, J. Romberg und T. Tao. "Robust uncertainty principles: exact signal reconstruction from highly incomplete frequency information". *IEEE Transactions on Information Theory* 52.2, 2006, S. 489–509. DOI: 10.1109/TIT.2005.862083.

[17] E. Candes und M. Wakin. "An Introduction To Compressive Sampling". *IEEE Signal Processing Magazine* 25.2, 2008, S. 21–30. DOI: 10.1109/MSP.2007.914731.

[18] A. Cordes und T. M. Buzug. "Deconvolution kernel for 1D x-space MPI". *International Workshop on Magnetic Particle Imaging*. 2018, S. 49–50.

[19] L. R. Croft, P. W. Goodwill und S. M. Conolly. "Relaxation in X-Space Magnetic Particle Imaging". *IEEE Transactions on Medical Imaging* 31.12, 2012, S. 2335–2342. DOI: 10.1109/TMI.2012.2217979.

[20] O. Dössel. *Bildgebende Verfahren in der Medizin*. Berlin, Heidelberg: Springer Berlin Heidelberg, 2016. DOI: 10.1007/978-3-642-54407-1.

[21] J. Franke, U. Heinen, H. Lehr, A. Weber, F. Jaspard, W. Ruhm, M. Heidenreich und V. Schulz. "System Characterization of a Highly Integrated Preclinical Hybrid MPI-MRI Scanner". *IEEE Transactions on Medical Imaging* 35.9, 2016, S. 1993–2004. DOI: 10.1109/TMI.2016.2542041.

[22] M. Frigo und S. G. Johnson. "The Design and Implementation of FFTW3". *Proceedings of the IEEE* 93.2, 2005, S. 216–231. DOI: 10.1109/JPROC.2004.840301.

[23] N. Gdaniec, P. Szwargulski, M. Möddel, M. Boberg und T. Knopp. "Multi-patch magnetic particle imaging of a phantom with periodic motion". *International Workshop on Magnetic Particle Imaging*. 2019, S. 27–28.

[24] B. Gleich und J. Weizenecker. "Tomographic imaging using the nonlinear response of magnetic particles". *Nature* 435.7046, 2005, S. 1214–1217. DOI: 10.1038/nature03808.

[25] P. W. Goodwill und S. M. Conolly. "Multidimensional X-Space Magnetic Particle Imaging". *IEEE Transactions on Medical Imaging* 30.9, 2011, S. 1581–1590. DOI: 10.1109/TMI.2011.2125982.

[26] P. W. Goodwill und S. M. Conolly. "The X-Space Formulation of the Magnetic Particle Imaging Process: 1-D Signal, Resolution, Bandwidth, SNR, SAR, and Magnetostimulation". *IEEE Transactions on Medical Imaging* 29.11, 2010, S. 1851–1859. DOI: 10.1109/TMI.2010.2052284.

[27] M. Graeser, K. Bente und T. M. Buzug. "Dynamic single-domain particle model for magnetite particles with combined crystalline and shape anisotropy". *Journal of Physics D: Applied Physics* 48.27, 2015, S. 275001. DOI: 10.1088/0022-3727/48/27/275001.

[28] M. Graeser, K. Bente, A. Neumann und T. M. Buzug. "Trajectory dependent particle response for anisotropic mono domain particles in magnetic particle imaging". *Journal of Physics D: Applied Physics* 49.4, 2016, S. 045007. DOI: 10.1088/0022-3727/49/4/045007.

[29] M. Graeser, S. Biederer, M. Grüttner, H. Wojtczyk, W. Tenner, T. F. Sattel, B. Gleich, J. Borgert und T. M. Buzug. "Determination of a 1D-MPI-System-Function using a Magnetic Particle Spectroscope". *Biomed Tech.* 2011.

[30] M. Graeser, T. Knopp, M. Grüttner, T. F. Sattel und T. M. Buzug. "Analog receive signal processing for magnetic particle imaging." *Medical physics* 40.4, 2013, S. 042303. DOI: 10.1118/1.4794482.

[31] M. Graeser, F. Thieben, P. Szwargulski, F. Werner, N. Gdaniec, M. Boberg, F. Griese, M. Möddel, P. Ludewig, D. van de Ven, O. M. Weber, O. Woywode, B. Gleich und T. Knopp. "Human-sized magnetic particle imaging for brain applications". *Nature Communications* 10.1, 2019, S. 1936. DOI: 10.1038/s41467-019-09704-x.

[32] K. Gräfe. *Bildgebungskonzepte für Magnetic Particle Imaging Magnetic Particle Imaging mit einer asymmetrischen Spulentopologie.* Lübeck: Infinite Science Publishing, 2016.

[33] K. Gräfe, G. Bringout, M. Graeser, T. F. Sattel und T. M. Buzug. "System Matrix Recording and Phantom Measurements with a Single-Sided Magnetic Particle Imaging Device". *IEEE Transactions on Magnetics* 51.2, 2015, S. 1–3. DOI: 10.1109/TMAG.2014.2330371.

[34] K. Gräfe, T. F. Sattel, K. Lüdtke-Buzug, D. Finas, J. Borgert und T. M. Buzug. "Magnetic-Particle-Imaging for Sentinel Lymph Node Biopsy in Breast Cancer". *Magnetic Particle Imaging.* 2012, S. 237–241. DOI: 10.1007/978-3-642-24133-8_38.

[35] M. Gräser. *Mehrdimensionale Magnet-Partikel-Spektroskopie und -Bildgebung.* Wiesbaden: Springer Fachmedien Wiesbaden, 2017. DOI: 10.1007/978-3-658-17645-7.

[36] M. Gruettner, M. Graeser, S. Biederer, T. F. Sattel, H. Wojtczyk, W. Tenner, T. Knopp, B. Gleich, J. Borgert und T. M. Buzug. "1D-image reconstruction for magnetic particle imaging using a hybrid system function". *2011 IEEE Nuclear Science Symposium Conference Record.* 2011, S. 2545–2548. DOI: 10.1109/NSSMIC.2011.6152687.

[37] M. Grüttner, T. Knopp, J. Franke, M. Heidenreich, J. Rahmer, A. Halkola, C. Kaethner, J. Borgert und T. M. Buzug. "On the formulation of the image reconstruction problem in magnetic particle imaging". *Biomedizinische Technik/Biomedical Engineering* 58.6, 2013. DOI: 10.1515/bmt-2012-0063.

[38] J. Haegele, N. Panagiotopoulos, S. Cremers, J. Rahmer, J. Franke, R. L. Duschka, S. Vaalma, M. Heidenreich, J. Borgert, P. Borm, J. Barkhausen und F. M. Vogt. "Magnetic Particle Imaging: A Resovist Based Marking Technology for Guide Wires and Catheters for Vascular Interventions". *IEEE Transactions on Medical Imaging* 35.10, 2016, S. 2312–2318. DOI: 10.1109/TMI.2016.2559538.

[39] J. Haegele, J. Rahmer, B. Gleich, J. Borgert, H. Wojtczyk, N. Panagiotopoulos, T. M. Buzug, J. Barkhausen und F. M. Vogt. "Magnetic Particle Imaging: Visualization of Instruments for Cardiovascular Intervention". *Radiology* 265.3, 2012, S. 933–938. DOI: 10.1148/radiol.12120424.

[40] A. Halkola, T. Buzug, J. Rahmer, B. Gleich und C. Bontus. "System Calibration Unit for Magnetic Particle Imaging: Focus Field Based System Function". *Magnetic Particle Imaging. A Novel SPIO Nanoparticle Imaging Technique*. 2012. Kap. Modelling, S. 27–31. DOI: 10.1007/978-3-642-24133-8_5.

[41] A. Halkola, J. Rahmer, B. Gleich, J. Borgert und T. M. Buzug. "System calibration unit for magnetic particle imaging: System matrix". *International Workshop on Magnetic Particle Imaging (IWMPI) 2013, IEEE Xplore Digital Library*. IEEE, 2013. DOI: 10.1109/IWMPI.2013.6528344.

[42] S. Ilbey, C. B. Top, A. Gungor, T. Cukur, E. U. Saritas und H. E. Guven. "Fast System Calibration with Coded Calibration Scenes for Magnetic Particle Imaging". *IEEE Transactions on Medical Imaging*, 2019, S. 1–1. DOI: 10.1109/TMI.2019.2896289.

[43] S. Ilbey, C. B. Top, A. Güngör, T. Çukur, E. U. Saritas und H. E. Güven. "Comparison of System-Matrix-Based and Projection-Based Reconstructions for Field Free Line Magnetic Particle Imaging". *International Journal on Magnetic Particle Imaging* 3.1, 2017. DOI: 10.18416/IJMPI.2017.1703022.

[44] S. Kaczmarz. "Angenäherte Auflösung von Systemen linearer Gleichungen". *Bulletin International de l'Académie Polonaise des Sciences et des Lettres* 35, 1937, S. 355–357.

[45] M. Klarhöfer, B. Csapo, C. Balassy, J. Szeles und E. Moser. "High-resolution blood flow velocity measurements in the human finger". *Magnetic Resonance in Medicine* 45.4, 2001, S. 716–719. DOI: 10.1002/mrm.1096.

[46] T. Knopp, S. Biederer, T. F. Sattel, M. Erbe und T. M. Buzug. “Prediction of the spatial resolution of magnetic particle imaging using the modulation transfer function of the imaging process”. *IEEE Transactions on Medical Imaging* 30.6, 2011, S. 1284–1292. DOI: 10.1109/TMI.2011.2113188.

[47] T. Knopp, S. Biederer, T. F. Sattel, J. Rahmer, J. Weizenecker, B. Gleich, J. Borgert und T. M. Buzug. “2D model-based reconstruction for magnetic particle imaging”. *Medical Physics* 37.2, 2010, S. 485–491. DOI: 10.1118/1.3271258.

[48] T. Knopp, S. Biederer, T. F. Sattel, J. Weizenecker, B. Gleich, J. Borgert und T. M. Buzug. “Trajectory analysis for magnetic particle imaging”. *Physics in Medicine and Biology* 54.2, 2009, S. 385–397. DOI: 10.1088/0031-9155/54/2/014.

[49] T. Knopp, M. Erbe, T. F. Sattel, S. Biederer und T. M. Buzug. “A Fourier slice theorem for magnetic particle imaging using a field-free line”. *Inverse Problems* 27.9, 2011, S. 095004. DOI: 10.1088/0266-5611/27/9/095004.

[50] T. Knopp, J. Rahmer, T. F. Sattel, S. Biederer, J. Weizenecker, B. Gleich, J. Borgert und T. M. Buzug. “Weighted iterative reconstruction for magnetic particle imaging”. *Physics in Medicine and Biology* 55.6, 2010, S. 1577–1589. DOI: 10.1088/0031-9155/55/6/003.

[51] T. Knopp und A. Weber. “Sparse reconstruction of the magnetic particle imaging system matrix”. *IEEE Transactions on Medical Imaging* 32.8, 2013, S. 1473–1480. DOI: 10.1109/TMI.2013.2258029.

[52] O. Kosch, H. Paysen, J. Wells, F. Ptach, J. Franke, L. Wöckel, S. Dutz und F. Wiekhorst. “Evaluation of a separate-receive coil by magnetic particle imaging of a solid phantom”. *Journal of Magnetism and Magnetic Materials* 471, 2019, S. 444–449. DOI: 10.1016/j.jmmm.2018.09.114.

[53] T. C. Kranemann, T. Ersepke und G. Schmitz. “Towards the Integration of an MPI Compatible Ultrasound Transducer”. *International*

Journal on Magnetic Particle Imaging 3.1, 2017. DOI: 10.18416/IJMPI.2017.1703016.

[54] J. Lampe, C. Bassoy, J. Rahmer, J. Weizenecker, H. Voss, B. Gleich und J. Borgert. "Fast reconstruction in magnetic particle imaging". *Physics in Medicine and Biology* 57.4, 2012, S. 1113–1134. DOI: 10.1088/0031-9155/57/4/1113.

[55] Z.-P. Liang und P. C. Lauterbur. *Principles of Magnetic Resonance Imaging: A Signal Processing Perspective.* Wiley-IEEE Press, 1999.

[56] B. Liu und M. E. Brezinski. "Theoretical and practical considerations on detection performance of time domain, Fourier domain, and swept source optical coherence tomography". *Journal of Biomedical Optics* 12.4, 2007, S. 044007. DOI: 10.1117/1.2753410.

[57] M. Maass, K. Bente, M. Ahlborg, H. Medimagh, H. Phan, T. M. Buzug und A. Mertins. "Optimized Compression of MPI System Matrices Using a Symmetry-Preserving Secondary Orthogonal Transform". *International Journal on Magnetic Particle Imaging* 2.1, 2016. DOI: 10.18416/IJMPI.2016.1607002.

[58] M. Möddel, C. Meins, J. Dieckhoff und T. Knopp. "Viscosity quantification using multi-contrast magnetic particle imaging". *New Journal of Physics* 20.8, 2018, S. 083001. DOI: 10.1088/1367-2630/aad44b.

[59] K. Murase, A. Mimura, N. Banura, K. Nishimoto und H. Takata. "Visualization of Magnetic Nanofibers Using Magnetic Particle Imaging". *Open Journal of Medical Imaging* 05.02, 2015, S. 56–65. DOI: 10.4236/ojmi.2015.52009.

[60] N. Nothnagel, J. Rahmer, B. Gleich, A. Halkola, T. M. Buzug und J. Borgert. "Steering of Magnetic Devices With a Magnetic Particle Imaging System". *IEEE Transactions on Biomedical Engineering* 63.11, 2016, S. 2286–2293. DOI: 10.1109/TBME.2016.2524070.

[61] H. Paysen, J. Wells, O. Kosch, U. Steinhoff, J. Franke, L. Trahms, T. Schaeffter und F. Wiekhorst. "Improved sensitivity and limit-of-detection using a receive-only coil in magnetic particle imaging".

Physics in Medicine & Biology 63.13, 2018, 13NT02. DOI: 10.1088/1361-6560/aacb87.

[62] J. Rahmer, J. Weizenecker, B. Gleich und J. Borgert. "Analysis of a 3-D System Function Measured for Magnetic Particle Imaging". *IEEE Transactions on Medical Imaging* 31.6, 2012, S. 1289–1299. DOI: 10.1109/TMI.2012.2188639.

[63] J. Rahmer, A. Halkola, B. Gleich, I. Schmale und J. Borgert. "First experimental evidence of the feasibility of multi-color magnetic particle imaging." *Physics in Medicine and Biology* 60.5, 2015, S. 1775–91. DOI: 10.1088/0031-9155/60/5/1775.

[64] J. Rahmer, J. Weizenecker, B. Gleich und J. Borgert. "Signal encoding in magnetic particle imaging: properties of the system function." *BMC Medical Imaging* 9, 2009, S. 4. DOI: 10.1186/1471-2342-9-4.

[65] W. Rogowski und W. Steinhaus. "Die Messung der magnetischen Spannung". *Archiv für Elektrotechnik* 1.4, 1912, S. 141–150. DOI: 10.1007/BF01656479.

[66] W. C. Röntgen. "Ueber eine neue Art von Strahlen". *Annalen der Physik* 300.1, 1898, S. 12–17. DOI: 10.1002/andp.18983000103.

[67] T. F. Sattel, T. Knopp, S. Biederer, B. Gleich, J. Weizenecker, J. Borgert und T. M. Buzug. "Single-sided device for magnetic particle imaging". *Journal of Physics D: Applied Physics* 42.2, 2008, S. 022001. DOI: 10.1088/0022-3727/42/2/022001.

[68] M. N. Schauerte, P. Szwargulski, M. G. Kaul, T. Knopp und M. Graeser. "A Schematic Kidney Phantom for Magnetic Particle Imaging". *International Workshop on Magnetic Particle Imaging*. 2019, S. 59–60.

[69] I. Schmale, B. Gleich, J. Kanzenbach, J. Rahmer, J. Schmidt, J. Weizenecker und J. Borgert. "An Introduction to the Hardware of Magnetic Particle Imaging". *World Congress on Medical Physics and Biomedical Engineering*. Springer, Berlin, Heidelberg, 2009, S. 450–453. DOI: 10.1007/978-3-642-03879-2_127.

[70] I. Schmale, B. Gleich, J. D. Schmidt, J. Rahmer, C. Bontus, R. Eckart, B. David, M. Heinrich, O. Mende, O. Woywode, J. Jokram und J. Borgert. “Human PNS and SAR study in the frequency range from 24 to 162 kHz”. *2013 International Workshop on Magnetic Particle Imaging (IWMPI)*. IEEE, 2013. DOI: 10.1109/IWMPI.2013.6528346.

[71] L. Schmiester, M. Möddel, W. Erb und T. Knopp. “Direct Image Reconstruction of Lissajous-Type Magnetic Particle Imaging Data Using Chebyshev-Based Matrix Compression”. *IEEE Transactions on Computational Imaging* 3.4, 2017, S. 671–681. DOI: 10.1109/TCI.2017.2706058.

[72] D. Shmilovitz. “On the definition of total harmonic distortion and its effect on measurement interpretation”. *IEEE Transactions on Power Delivery* 20.1, 2005, S. 526–528. DOI: 10.1109/TPWRD.2004.839744.

[73] C. Stehning, B. Gleich und J. Rahmer. “Simultaneous magnetic particle imaging (MPI) and temperature mapping using multi-color MPI”. *International Journal on Magnetic Particle Imaging* 2.2, 2016. DOI: 10.18416/IJMPI.2016.1612001.

[74] P. Szwargulski, M. Exner, P. Ludewig, T. Knopp und M. Graeser. “From a static to a dynamic 3D anatomical phantom of a rat”. *Additive Manufacturing Meets Medicine 1 (S1)*. 2019.

[75] P. Szwargulski und T. Knopp. “Determination of 3D system matrices using a mirroring approach based on mixing theory”. *International Workshop on Magnetic Particle Imaging*. 2020. DOI: 10.18416/ijmpi.2020.2009051.

[76] Z. W. Tay, D. Hensley, J. Ma, P. Chandrasekharan, B. Zheng, P. Goodwill und S. Conolly. “Pulsed Excitation in Magnetic Particle Imaging”. *IEEE Transactions on Medical Imaging* 38.10, 2019, S. 2389–2399. DOI: 10.1109/TMI.2019.2898202.

[77] K. Them, M. G. Kaul, C. Jung, M. Hofmann, T. Mummert, F. Werner und T. Knopp. “Sensitivity Enhancement in Magnetic Particle Imaging by Background Subtraction”. *IEEE Transactions on Medical Imaging* 35.3, 2016, S. 893–900. DOI: 10.1109/TMI.2015.2501462.

[78] A. Tomitaka, H. Arami, S. Gandhi und K. M. Krishnan. “Lactoferrin conjugated iron oxide nanoparticles for targeting brain glioma cells in magnetic particle imaging”. *Nanoscale* 7.40, 2015, S. 16890–16898. DOI: 10.1039/C5NR02831K.

[79] M. Utkur, Y. Muslu und E. U. Saritas. “Relaxation-based viscosity mapping for magnetic particle imaging”. *Physics in Medicine and Biology* 62.9, 2017, S. 3422–3439. DOI: 10.1088/1361-6560/62/9/3422.

[80] P. Vogel, S. Lother, M. A. Ruckert, W. H. Kullmann, P. M. Jakob, F. Fidler und V. C. Behr. “MRI Meets MPI: A Bimodal MPI-MRI Tomograph”. *IEEE Transactions on Medical Imaging* 33.10, 2014, S. 1954–1959. DOI: 10.1109/TMI.2014.2327515.

[81] P. Vogel, J. Markert, M. A. Rückert, S. Herz, B. Keßler, K. Dremel, D. Althoff, M. Weber, T. M. Buzug, T. A. Bley, W. H. Kullmann, R. Hanke, S. Zabler und V. C. Behr. “Magnetic Particle Imaging meets Computed Tomography: first simultaneous imaging”. *Scientific Reports* 9.1, 2019, S. 12627. DOI: 10.1038/s41598-019-48960-1.

[82] A. Weber und T. Knopp. “Reconstruction of the Magnetic Particle Imaging System Matrix Using Symmetries and Compressed Sensing”. *Advances in Mathematical Physics* 2015, 2015. DOI: 10.1155/2015/460496.

[83] A. Weber und T. Knopp. “Symmetries of the 2D magnetic particle imaging system matrix”. *Physics in Medicine and Biology* 60.10, 2015, S. 4033–4044. DOI: 10.1088/0031-9155/60/10/4033.

[84] A. Weber, F. Werner, J. Weizenecker, T. M. Buzug und T. Knopp. “Artifact free reconstruction with the system matrix approach by overscanning the field-free-point trajectory in magnetic particle

imaging". *Physics in Medicine and Biology* 61.2, 2016, S. 475–487. DOI: 10.1088/0031-9155/61/2/475.

[85] J. Weizenecker, B. Gleich und J. Borgert. "Magnetic particle imaging using a field free line". *Journal of Physics D: Applied Physics* 41.10, 2008, S. 105009. DOI: 10.1088/0022-3727/41/10/105009.

[86] J. Weizenecker. "The Fokker–Planck equation for coupled Brown-Néel-rotation". *Physics in Medicine & Biology* 63.3, 2018, S. 035004. DOI: 10.1088/1361-6560/aaa186.

[87] J. Weizenecker, B. Gleich, J. Rahmer, H. Dahnke und J. Borgert. "Three-dimensional real-time in vivo magnetic particle imaging". *Physics in Medicine and Biology* 54.5, 2009, S. L1–L10. DOI: 10.1088/0031-9155/54/5/L01.

[88] F. Werner, N. Gdaniec und T. Knopp. "Improving the Spatial Resolution of Bidirectional Cartesian MPI Data using Fourier Techniques". *International Journal on Magnetic Particle Imaging* 3.1, 2017. DOI: 10.18416/IJMPI.2017.1703007.

[89] H. Yu, Y. Wei, J. Hsieh und G. Wang. "Data consistency based translational motion artifact reduction in fan-beam CT". *IEEE Transactions on Medical Imaging* 25.6, 2006, S. 792–803. DOI: 10.1109/TMI.2006.875424.

[90] B. Zheng, T. Vazin, P. W. Goodwill, A. Conway, A. Verma, E. Ulku Saritas, D. Schaffer und S. M. Conolly. "Magnetic Particle Imaging tracks the long-term fate of in vivo neural cell implants with high image contrast". *Scientific Reports* 5.1, 2015, S. 14055. DOI: 10.1038/srep14055.

Handbücher

[Man.1] *7224 & 7226 Operator's Manual.* AE Techron, 2507 Warren Street, Elkhart, Indiana 46516. URL: https://aetechron.com/pdf/7224-7226_OperatorManual.pdf.

[Man.2] *Acura manual.* Socorex Isba SA, Chemin de Champ-Colomb 7a, 1024 Ecublens/ Lausanne. URL: https://www.socorex.com/images/Documents/LAB/Catalogues/Acura%20manual/Acura%20manual%20Catalogue%20Socorex%20-%20EN.pdf.

[Man.3] Bruker. *MPI - Bruker's Revolutionary Modality for Preclinical Imaging.* URL: https://www.bruker.com/fileadmin/user_upload/8-PDF-Docs/PreclinicalImaging/Brochures/MPI-PreClinical-Brochure.pdf.

[Man.4] *C++ Standard Library.* URL: https://en.cppreference.com/w/cpp/header.

[Man.5] *DCU 2250-28/30 Bedienungsanleitung.* MT MedTech Engineering GmbH, Feurigstrasse 54, 10827 Berlin, 2006.

[Man.6] M. Frigo und S. G. Johnson. *FFTW.* 2018. URL: http://www.fftw.org/fftw3.pdf.

[Man.7] R. Garcia, J. Siek und A. Lumsdaine. *The Boost Multidimensional Array Library.* 2006. URL: https://www.boost.org/doc/libs/1_65_1/libs/multi_array/doc/user.html.

[Man.8] *HDF5 User's Guide.* The HDF Group, 2019. URL: https://portal.hdfgroup.org/display/HDF5/HDF5+User%27s+Guide?preview=/53610087/53610088/Users_Guide.pdf.

[Man.9] B. Jacob und G. Guennebaud. *Eigen.* URL: http://eigen.tuxfamily.org/index.php?title=Main_Page.

[Man.10] *SM800-series.* Delta Elektronika B.V., Vissersdijk 4, 4301 ND Zierikzee, 2008.

[Man.11] *X3-10M User's Manual.* Innovative Integration, 2390-A Ward Ave, Simi Valley, California 93065, 2011.

[Man.12] *X3-25M User's Manual.* Innovative Integration, 2390-A Ward Ave, Simi Valley, California 93065, 2011.

[Man.13] *X3-A4D4 User's Manual.* Innovative Integration, 2390-A Ward Ave, Simi Valley, California 93065, 2011.

[Man.14] *X3-Timing User's Manual.* Innovative Integration, 2390-A Ward Ave, Simi Valley, California 93065, 2011.

Infinite Science
Publishing